T0197286

Igelino hat Hummeln im Bauch

Lisa Pongratz

Igelino hat Hummeln im Bauch

Aufmerksamkeitsstörungen kindgerecht erklärt

Mit Illustrationen von Meggie Klimbacher
aka. Emkay Illustrations

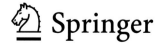

Lisa Pongratz
Kinder- und Jugendpsychiatrie LKH Graz II
Graz, Österreich

ISBN 978-3-662-64426-3   ISBN 978-3-662-64427-0   (eBook)
https://doi.org/10.1007/978-3-662-64427-0

Die Deutsche Nationalbibliothek verzeichnet diese Publikation in der Deutschen Nationalbibliografie; detaillierte bibliografische Daten sind im Internet über http://dnb.d-nb.de abrufbar.

Illustrationen von Meggie Klimbacher

Einbandabbildung: Emkay Illustrations

Planung/Lektorat: Heiko Sawczuk

Springer ist ein Imprint der eingetragenen Gesellschaft Springer-Verlag GmbH, DE und ist ein Teil von Springer Nature.
Die Anschrift der Gesellschaft ist: Heidelberger Platz 3, 14197 Berlin, Germany

Vorwort

Psychische Erkrankung bei Kindern – ein Gedanke, der für viele Menschen befremdlich, nahezu absurd, erscheint. Häufig wird die Vorstellung, dass Kinder bereits psychisch erkranken können, als erschreckend empfunden.

Die Aufgabe von Psychologinnen, Psychiaterinnen und Therapeutinnen besteht darin, Angehörigen und Betroffenen die Angst durch Aufklärung zu mildern. Das Verstehen von psychischen Vorgängen kann nicht nur für Kinder selbst, sondern auch für Eltern, Großeltern und Geschwister eine Erleichterung sein.

Während meiner Tätigkeit als Schulpsychologin an Wiener Volksschulen war ich auf der Suche nach Arbeitsmaterial in Form von Bilderbüchern, um anhand derer mit Kindern und Angehörigen psychische Erkrankung altersgerecht besprechen zu können.

Da ich leider im Rahmen meiner Recherche nicht fündig wurde, beschloss ich, mich selbst am Geschichtenschreiben zu versuchen, wodurch Igelino und seine Freunde entstanden sind. Die Zusammenarbeit mit Meggie Klimbacher aka. Emkay Illustrations gestaltete sich von Beginn an als Bereicherung für dieses kreative Wissenschaftsprojekt.

Ich hoffe, durch meine Bücher einen Beitrag zu mehr Aufklärung über psychische Erkrankungen im Kindesalter (aber auch darüber hinaus) zu leisten, Betroffenen und Angehörigen die Berührungsängste mit diesem Thema nehmen zu können und durch psychologische Tipps und professionelle Hilfestellungen eine Erleichterung der Situation für alle Beteiligten zu erreichen.

Die Bücher sollen Verständnis fördern – und vor allem: Freude bereiten. Viel Vergnügen beim Lesen!

Aufgrund der leichteren Lesbarkeit werden das männliche und weibliche Geschlecht abwechselnd verwendet, wenn eine geschlechtsneutrale Formulierung nicht möglich ist. Es sind jedoch alle möglichen Formen der Geschlechtszugehörigkeit angesprochen.

Inhaltsverzeichnis

Über die Autorin

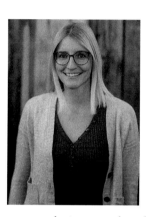

Lisa Pongratz Lisa Pongratz wurde im wunderschönen Graz in Österreich geboren. Durch zahlreiche Auslandsaufenthalte in ihrer Jugend und im frühen Erwachsenenalter festigte sich zunehmend ihr Interesse an den psychischen Vorgängen hinter menschlichem Verhalten. Während ihres Psychologiestudiums an der Alpen-Adria-Universität Klagenfurt begann sie bereits die Arbeit mit psychiatrisch schwer kranken Erwachsenen im Rahmen einer Tätigkeit als Case Managerin. Sie absolvierte das psychotherapeutische Propädeutikum zeitgleich und begann nach Beendigung des Studiums die Ausbildung zur klinischen Psychologin in Wien. Im Rahmen der Ausbildung sammelte sie Erfahrungen im psychokardiologischen Bereich und absolvierte Praxiszeit im St. Anna Kinderspital, wo ihre Leidenschaft für die psychologische Arbeit mit Kindern und Jugendlichen geweckt wurde. Nach einer vielseitigen Tätigkeit als Schulpsychologin an acht Wiener Volksschulen zog es die Steirerin zurück in die Heimat, wo sie seither als klinische Psychologin an der Abteilung für Kinder- und Jugendpsychiatrie- und Psychotherapie tätig ist. Derzeit lehrt sie zusätzlich das Fach Entwicklungspsychologie an einer Fachhochschule und wird von ihrem Therapiebegleithund Ludwig bei der gemeinsamen Arbeit mit psychisch kranken Kindern und Jugendlichen begleitet.

1

Psychische Störungen: Zahlen und Fakten

Psychische Erkrankung ist in unserer Gesellschaft nichts Neues. Seit Jahrhunderten gibt es bereits Forschung zu seelischen Zuständen, Persönlichkeitsmerkmalen und dem neurobiologischen Einfluss auf das menschliche Verhalten und Empfinden. Als Antwort auf die zunehmenden psychiatrischen Störungen kam es zu der Entwicklung von neuen Berufsbildern. Um psychische Krankheitsbilder adäquat behandeln zu können entwickelten sich Psychotherapieschulen, die klinische Psychologie, Neuropsychologie, Sozialpsychiatrie und viele mehr.

In Österreich wurden im Jahr 2018 über 110.000 Menschen aufgrund von psychischen Verhaltensstörungen in einem Akutkrankenhaus stationär behandelt. Es zeigt sich nur ein geringer Unterschied zwischen Männern (51.972 Patienten) und Frauen (58.607 Patientinnen). Der Großteil der Patient*innen war im Alter zwischen 15 und 44 Jahren (Statistik Austria, 2018).

Die deutsche Bevölkerung ist ebenfalls stark von psychischer Erkrankung betroffen. 27,8 % der Deutschen erkranken jährlich an einer psychischen Störung, das sind 17,8 Millionen Menschen. Risikofaktoren sind hierbei besonders das Geschlecht, Alter und der sozioökonomische Status. Frauen tendieren eher zu affektiven Störungen (Depressionen, Angststörungen) wohingegen Männer häufig an Suchtstörungen wie beispielsweise Alkohol- oder Medikamentenmissbrauch leiden. Am häufigsten erkranken Menschen im jungen Erwachsenenalter an psychischen Störungen. Durch einen niedrigen Bildungsgrad, wenig ökonomische Ressourcen und soziale Zurückgezogenheit erhöht sich zusätzlich das Erkrankungsrisiko (DGPPN, 2018).

L. Pongratz, *Igelino hat Hummeln im Bauch*, https://doi.org/10.1007/978-3-662-64427-0_1

In der Schweiz wurden im Jahr 2017 6 % der Bevölkerung wegen psychischer Probleme behandelt. Es waren 4,4 % der Männer und 7,7 % der Frauen betroffen. 15 % der Schweizer gaben eine mittlere oder hohe psychische Belastung an. Am höchsten war die psychische Belastung bei den 45–55 Jährigen (ASP, 2017).

1.1 Aufmerksamkeitsdefizit- und Hyperaktivitätsstörung

Die ADHS ist eine der häufigsten psychiatrischen Erkrankungen weltweit. In Deutschland sind aktuellen Schätzungen zufolge ca. 5 % der Kinder- und Jugendlichen betroffen. Jungen sind etwa viermal so häufig betroffen wie Mädchen. Die Diagnosestellung findet zumeist im Grundschulalter statt, da dort insbesondere das lange Stillsitzen im schulischen Setting zu Schwierigkeiten führt. Zusätzlich wird eine ADHS-Diagnose häufiger bei Kinder und Jugendlichen mit einem niedrigen sozioökonomischen Status gestellt.

Auch im Erwachsenenalter können die typischen Symptome einer ADHS weiterbestehen, die Geschlechtsunterschiede gleichen sich jedoch bei zunehmendem Alter an. (Schlack et al., 2007)

1.2 Erklärungsmodell

Über die Ursache der zunehmenden psychischen Erkrankungen von Kindern und Jugendlichen gibt es unterschiedliche Theorien. In einer Gesellschaft, die Leistung als prioritäres Gut versteht, ist es für viele Kinder (und Erwachsene) nicht leicht, einen Platz zu finden oder zu genügen. Die Reaktion darauf kann Blockaden, Ängste, Ablehnung und sozialen Rückzug hervorrufen. Viele Kinder fühlen sich schulisch enorm unter Druck gesetzt und leiden in ihrem Selbstwert. Natürlich gibt es bei psychischen Störungen wie auch bei körperlichen Erkrankungen eine genetische Komponente. Das soziale Umfeld, der Erziehungsstil, kritische oder traumatische Ereignisse in der Entwicklung – all diese Faktoren beeinflussen die Psyche eines Kindes. In der Klinischen Psychologie wird als Erklärungsansatz immer von einem biopsychosozialen Modell ausgegangen, das heißt, dass sowohl körperliche, psychische als auch soziale Faktoren als ursächlich für die Entwicklung einer psychischen Krankheit angesehen werden.

2

Tipps zum gemeinsamen Lesen

Die Idee, Kindern die Thematik von psychischen Erkrankungen durch eine Bildergeschichte näher zu bringen, hat vor allem den Hintergrund, schwierige Sachverhalte altersgerecht und anhand von Beispielen erklären zu können. Im folgenden Kapitel wird genau erklärt, wie die Geschichte gemeinsam gelesen werden soll, wie auf diverse Nachfragen reagiert werden kann und welche Beispiele genannt werden können, um dem Kind das Verstehen zu erleichtern.

Zum Start ist es wichtig, für geeignete Rahmenbedingungen zu sorgen. Nehmen Sie sich genügend Zeit, wählen Sie einen ungestörten Ort und eine entspannte Atmosphäre, um mit Ihrem Kind die Geschichte zu lesen. Erklären Sie Ihrem Kind, dass Sie heute eine ganz besondere Geschichte gemeinsam lesen werden. An dieser Stelle können Sie schon erwähnen, dass Igelino ein besonders Kind ist, das ähnliche Probleme, wie zum Beispiel ein Geschwisterkind, die Cousine, oder aber auch Ihr Kind selbst, hat. Geben Sie dem Kind die Möglichkeit, Igelino kennenzulernen und zeigen Sie während dem Lesen die Parallelen zu Ihrem Kind oder zu der betroffenen Person im Umfeld des Kindes auf. Achten Sie auf die Reaktionen Ihres Kindes und machen Sie eine Lesepause, wenn Sie den Eindruck haben, dass Ihr Kind mit der Thematik überfordert ist.

2.1   Wenn eine Person im Umfeld Ihres Kindes betroffen ist

2.1.1   Parallelen zur betroffenen Person ziehen

Beispiele

„Siehst du, Igelino hat auch Schwierigkeiten, in der Früh nicht zu trödeln. Das ist wie bei deinem Bruder Bastian. Er vergisst einfach die Zeit und verliert sich in seinen Gedanken."

„Igelino kann sich in der Schule nur schwer auf den Unterricht konzentrieren, weil er so schnell abgelenkt ist. Deine Cousine hat dabei auch immer wieder Schwierigkeiten und deswegen keine guten Noten, obwohl sie sehr klug ist."

„Igelino ist wild und tollpatschig und er wollte den Turm des emsigen Eichhörnchens nicht mit Absicht umwerfen. Deiner kleinen Schwester geht es da ähnlich: Sie tut sich manchmal schwer dabei, ihre eigene Kraft einzuschätzen, aber zerstört nichts absichtlich."

„Igelino bekommt Hilfe von der weisen Eule. Das ist bei deiner Cousine auch so. Nur ist das keine weise Eule, sondern eine Psychotherapeutin. Sie spricht mit ihr und hilft ihr dadurch, besser zur Ruhe zu kommen und aufmerksamer und konzentrierter zu sein."

2.1.2   Mögliche Nachfragen

„Aber warum verhält sich mein Bruder/Cousin/Mitschüler so?"

Erklären Sie Ihrem Kind kurz und altersadäquat die Reizüberflutung, der Kinder mit ADHS ausgesetzt sind.

Beispiel

„Oft haben Kinder Hummeln im Bauch, weil in ihrem Gehirn ‚ganz viel los' ist. Sie haben Schwierigkeiten, die wichtigen Dinge zu sehen und nehmen viel zu viele Sachen auf einmal wahr. Dann sind sie auch manchmal zu stürmisch oder abgelenkt, verstehst du das?"

„Was kann ich tun, um zu helfen?"
Erklären Sie Ihrem Kind die Notwendigkeit, für die betroffene Person da zu sein und auch geduldig zu bleiben. Räumen Sie Ihrem Kind jedoch auch Platz für die eigenen Gefühle ein.

Beispiel
„Wichtig ist, dass du nicht gleich böse auf deine Schwester bist, wenn sie manchmal zu grob ist oder sich nicht gemerkt hat, was du ihr erzählt hast. Trotzdem ist es auch natürlich und verständlich, wenn du dich darüber ärgerst oder gekränkt bist. Wenn wir geduldig mit Hanna sind und ihr helfen, wird es uns allen bestimmt bald besser gehen."

2.2   Wenn Ihr Kind betroffen ist

2.2.1   Parallelen zu Ihrem Kind ziehen

„Igelino hat ganz viele Hummeln im Bauch. Kennst du dieses Gefühl?"
  „Siehst du, Igelino vergisst auch oft Dinge zu tun und verliert sich in den Tagträumen. So ähnlich geht es dir doch auch in der Schule."
  „Igelino hat den Turm des emsigen Eichhörnchens versehentlich zerstört. Das erinnert mich daran, dass dir so etwas Ähnliches auch einmal passiert ist. Ich weiß, dass es keine Absicht war und dir sehr leidtut."
  „Igelino bekommt ein Zauberkügelchen, das ihm hilft, etwas besser zur Ruhe zu kommen. Genauso ist das bei dir – die Hummeln in deinem Bauch werden entspannter und zufriedener."
  „Schau mal, wie die weise Eule Igelino geholfen hat. Auch für dich gibt es eine weise Eule, die nennt man Psychotherapeutin. Sie wird mit dir sprechen, lustige Übungen mit dir machen und eine schöne Zeit mit dir verbringen. Dann wird es dir bald besser gehen."

2.2.2   Mögliche Nachfragen

„Aber warum habe ich Hummeln im Bauch?"
Erklären Sie Ihrem Kind, dass alle Menschen unterschiedliche Temperamente haben und manche Kinder besonders stark aktiv und andere ruhiger sind. Er-

läutern Sie, dass es wichtig ist zu lernen, sich besser zu konzentrieren und auch die Ruhe in sich selbst zu finden.

Beispiel
„Die Menschen sind nun mal unterschiedlich. Manche sind schüchtern und eher ruhig, andere sind vor allem laut und wollen sich viel bewegen. Es ist nur wichtig, auch das Entspannen lernen zu können, damit es dir selbst gut geht. Die Hummeln in deinem Bauch kannst du nämlich selbst beeinflussen und auch beruhigen, wenn du es gut übst."

„Geht es auch anderen Menschen so wie mir?"
Klären Sie Ihr Kind über das häufige Auftreten von ADHS auf und setzen Sie den Fokus auf die Möglichkeiten, es zu unterstützen.

Beispiel:
„Ja, es ist nicht selten, dass jemand Hummeln im Bauch hat. Viele Kinder fühlen sich oft unruhig, unaufmerksam oder leicht ablenkbar. Es gibt aber viele gute Möglichkeiten, die Hummeln zu beruhigen. Eine Psychotherapeutin, so wie die weise Eule, kann helfen. Sie spricht dann wie in der Geschichte von Igelino mit den Menschen und unterstützt sie dabei, sich gut entspannen und konzentrieren zu können."

„Wann werden die Hummeln leiser werden?"
Erklären Sie Ihrem Kind, dass Sie ihm keinen konkreten Zeitraum nennen können. Versichern Sie ihm jedoch, dass alles wieder gut wird und Sie für es da sind.

Beispiel
„Das kann ich dir nicht genau sagen. Sicher ist aber, dass es dir wieder besser gehen wird. Es braucht viel Übung und natürlich auch eine gesunde Portion Zeit. Gemeinsam werden wir das schaffen und wir sind immer für dich da."

3

Igelino hat Hummeln im Bauch

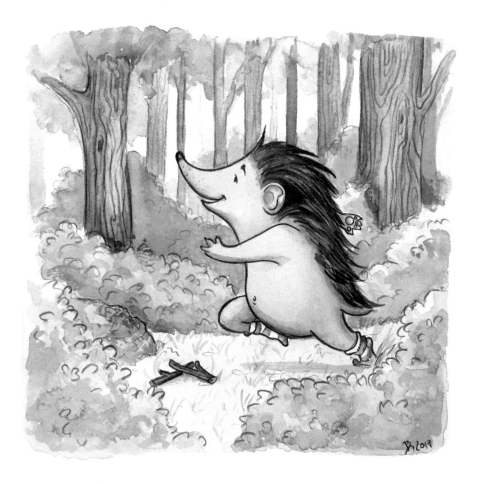

„Schneller, frecher Dachs, wo bleibst du denn?", rief Igelino vergnügt seinem Freund zu. Er flitzte durch das kühle Moos, sprang über einen Baumstamm und landete schließlich unsanft auf seinem Igelpopo. „Siehst du, das hast du

L. Pongratz, *Igelino hat Hummeln im Bauch*, https://doi.org/10.1007/978-3-662-64427-0_3

davon, dass du immer so wild bist!", sagte der freche Dachs keuchend. „Hast du dir weh getan?" „Nur ein bisschen.", antwortete Igelino.

> **Aktion 1**
>
> Besprechen Sie mit Ihrem Kind Situationen, in denen es auch einmal zu wild war und sich vielleicht sogar verletzt hat.

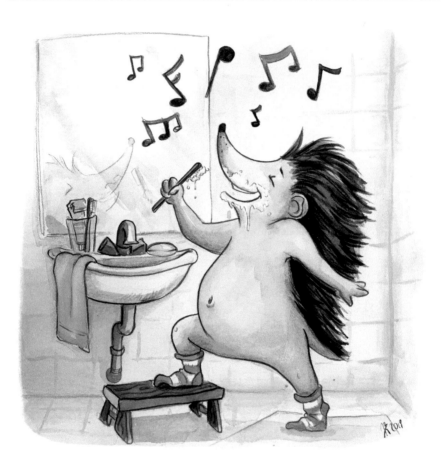

Die beiden waren am Weg in die Waldtierschule und bereits ziemlich spät dran, da Igelino so getrödelt hatte. „Immer ist alles so ein Theater mit dir!", pflegte Mama Igel häufig zu ihm zu sagen. Vor allem dann, wenn er beim An- ziehen Purzelbäume schlug oder seine Zahnbürste als Mikrofon benützte. Igelino wollte Mama Igel natürlich nicht verärgern, aber manchmal – nun ja – da konnte er nicht anders. Es war fast so, als hätte er Hummeln im Bauch.

Diese Hummeln summten im Dreiklang und flogen wild durcheinander, sie kitzelten Igelino so von innen, dass er sich einfach bewegen musste.

Aktion 2

Erinnern Sie sich gemeinsam mit Ihrem Kind an Situationen, als es getrödelt hat und Sie deswegen ungeduldig oder genervt waren. Schreiben Sie gemeinsam auf, in welchen Fällen es besonders häufig vorkommt und überlegen Sie sich gemeinsam Regeln, die es für Sie und Ihr Kind einzuhalten gilt.

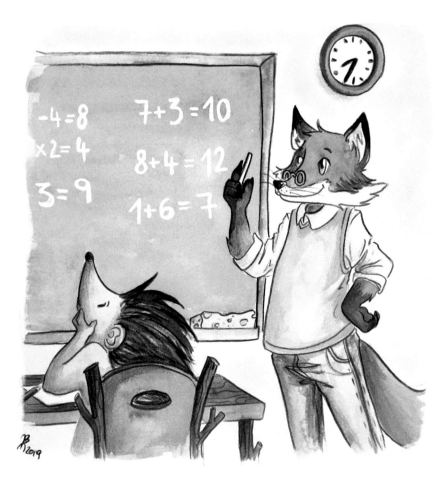

Als der freche Dachs und Igelino endlich in der Waldtierschule angekommen waren, begrüßte sie der Lehrer, Herr Fuchs, bereits schmunzelnd. „Guten Morgen ihr beiden! Wie ich sehe, seid ihr wieder einmal zu spät. Bitte setzt euch jetzt aber schnell auf eure Plätze, damit wir mit dem Unterricht beginnen können." Igelino ging zu seinem Tisch in der ersten Reihe, wo er seit ein paar Tagen alleine sitzen musste. Denn immer, wenn jemand neben ihm saß, war er so schrecklich abgelenkt. Er konnte sich dann nur schwer darauf konzentrieren, was Herr Fuchs auf die Tafel schrieb.

Aktion 3

Besprechen Sie mit Ihrem Kind, welche Möglichkeiten es gibt, damit es sich in der Schule besser konzentrieren kann. Beispiele: Alleine am Tisch sitzen, in der 1. Reihe einen Platz haben, kurze Einheiten beim selbstständigen Lernen.

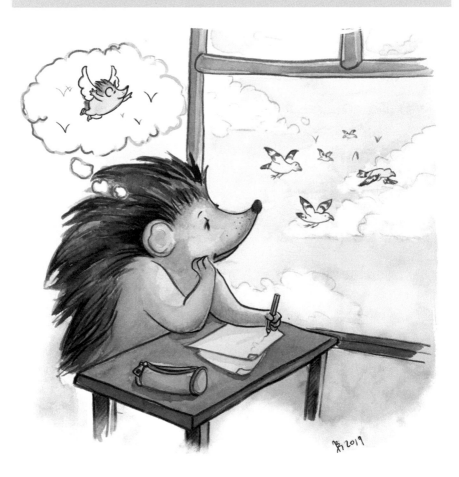

In der 1. Stunde wurde gemeinsam gerechnet. Igelino mochte das Rechnen sehr gerne, aber nach kurzer Zeit spürte er sie wieder – die Hummeln. Sie schwirrten in seinem Bauch umher und kitzelten ihn. Igelino begann, mit seinem Stuhl auf und ab zu wippen. Er schaute aus dem Fenster und sah einen

Vogelschwarm. „Wow", dachte er sich, „ich möchte auch so fliegen können."
Er stellte sich vor, wie er mit Flügeln aussehen würde und glitt in seiner Fantasie mit den Vögeln durch die Luft. „Igelino? Ich spreche mit dir." Die Worte
von Herrn Fuchs rissen Igelino aus seinem Tagtraum. „Kannst du mir die
Frage beantworten?", fragte ihn der Lehrer verärgert. „Es tut mir leid, ich
habe die Frage nicht gehört.", stammelte Igelino und schämte sich. „Das liegt
daran, dass du nicht zugehört hast.", antwortete Herr Fuchs. „Bitte komme
nach dem Unterricht zu mir, ich möchte gerne mit dir sprechen."

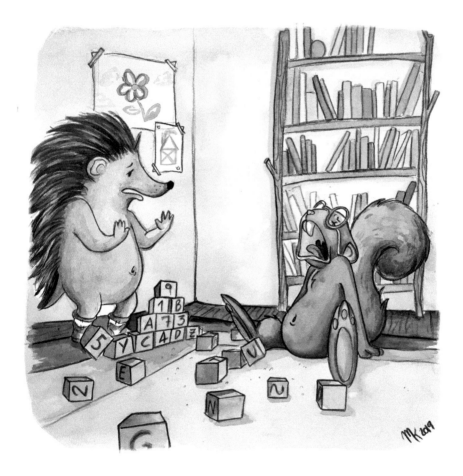

Igelino wurde an diesem Schultag noch mehrmals von Herrn Fuchs er-
mahnt. „Bitte zeige auf und rufe die Antwort nicht heraus." „Hör auf, mit
dem Sessel zu schaukeln." „Bitte tratsche nicht mit den anderen Kindern."
Auch in der Pause war Igelino so wild beim Spielen, dass er den gebauten

Turm des emsigen Eichhörnchens versehentlich umwarf und dieses bitterlich weinte – das tat Igelino schrecklich leid.

> **Aktion 4**
>
> Besprechen Sie mit Ihrem Kind Situationen, in denen es schon ermahnt wurde und versuchen Sie gemeinsam Lösungen und Strategien zu finden, dass dies weniger häufig vorkommt. Beispiel: „Immer, wenn du eine Antwort im Unterricht weißt, zählst du langsam bis 3 und zeigst dann auf. So schießt du nicht gleich deine Antwort heraus."

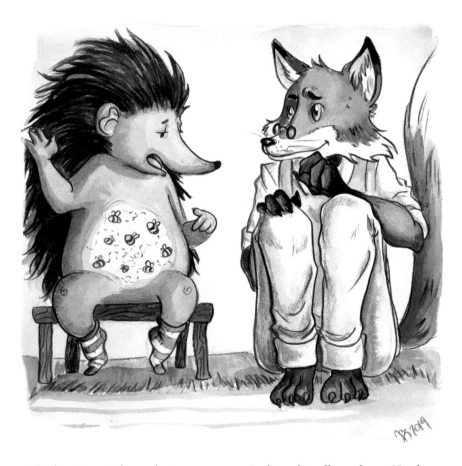

Als der Unterricht vorbei war, wartete Igelino, bis alle anderen Kinder gegangen waren. Herr Fuchs setzte sich zu Igelino und fragte ihn, warum er denn so unkonzentriert und stürmisch sei. „Weißt du, Herr Fuchs, ich habe Hummeln im Bauch. Ich möchte niemanden verärgern, aber manchmal kann ich nicht anders." „Ich kenne da jemanden, der dir helfen kann. Im Wald lebt eine weise Eule, die weiß, wie man die Hummeln im Bauch beruhigen kann. Ich werde mit deinen Eltern sprechen, damit ihr die weise Eule gemeinsam besuchen geht."

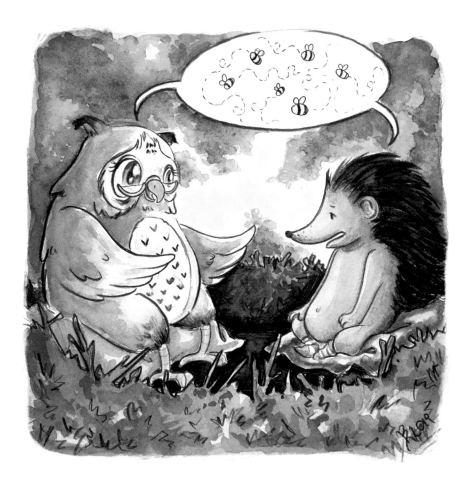

Und so geschah es, dass Mama und Papa Igel mit Igelino zu dem wunder-schönen Baum gingen, in dem die weise Eule wohnte. „Komm, lieber Igelino, ich nehme dich mit in die Baumkronen. Dort kannst du mir alles erzählen, was dich bedrückt." sagte die weise Eule. Gemeinsam flogen sie in das Nest der weisen Eule empor. „Ich habe Hummeln im Bauch.", erzählte Igelino der weisen Eule. „Ich verstehe.", sagte die weise Eule, „da weiß ich genau, was zu tun ist." Die beiden sprachen lange über die Hummeln im Bauch. Igelino erzählte, wie er sich fühlt, wenn die Hummeln in seinem Bauch zu summen beginnen. „Am besten, du kommst jede Woche einmal zu mir. Ich zeige dir dann, wie du es schaffst, dass die Hummeln leiser werden."

Aktion 5

Erklären Sie Ihrem Kind, was eine Psychologin/Psychotherapeutin ist. Zum Beispiel: „Eine Psychologin/Psychotherapeutin ist jemand, mit dem du über deine Probleme und Gefühle sprechen kannst. Sie hilft dir dann, dass es dir wieder besser geht."

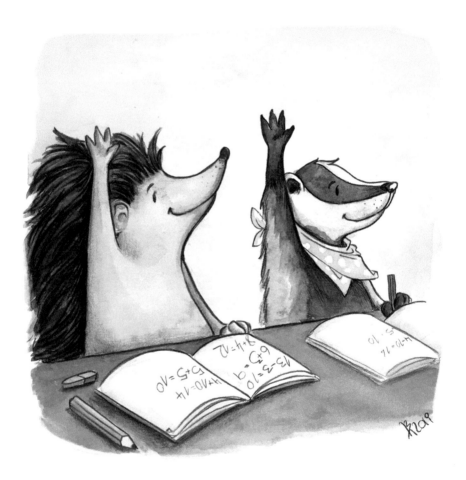

Aufgeregt erzählte Igelino seinen Eltern von dem Gespräch mit der weisen Eule. Er nahm sich fest vor, die weise Eule jede Woche zu besuchen. Auch Mama und Papa Igel gingen ein paar Mal zur weisen Eule, um sich Tipps zu holen, wie sie Igelino am besten helfen konnten. Papa Igel erzählte der weisen Eule, dass auch er als Igelkind Schwierigkeiten dabei hatte, sich zu konzentrieren. Igelinos Eltern nahmen sich fest vor, ein entspanntes Umfeld mit klaren Abläufen und Regeln zu schaffen, um Igelino zu unterstützen. Die Wochen vergingen und Igelino wurde immer ruhiger. Er hatte von der weisen Eule gelernt, wie er sich am besten entspannen konnte, wenn die Hummeln im Bauch wieder laut wurden. Gemeinsam machten sie die lustigsten Reisen durch Igelinos Fantasie. Die weise Eule sprach auch mit Herrn Fuchs über die Hummeln in Igelinos Bauch und gab ihm Tipps, wie er den kleinen Igel am besten unterrichten sollte. Herr Fuchs freute sich sehr, als er merkte, dass Igelino im Unterricht viel aufmerksamer war. Er musste ihn nicht mehr so oft ermahnen, sondern lobte ihn jeden Tag.

Aktion 6

Besprechen Sie mit Ihrem Kind, dass auch Sie und die anderen Familienmitglieder nicht perfekt sind. Thematisieren Sie eigene Schwächen, insbesondere wenn es um Pünktlichkeit, Struktur, Geduld und ruhiges Zuhören geht. Ihr Kind soll sehen, dass auch Sie immer an sich arbeiten und es mit den Problemen nicht alleine dasteht.

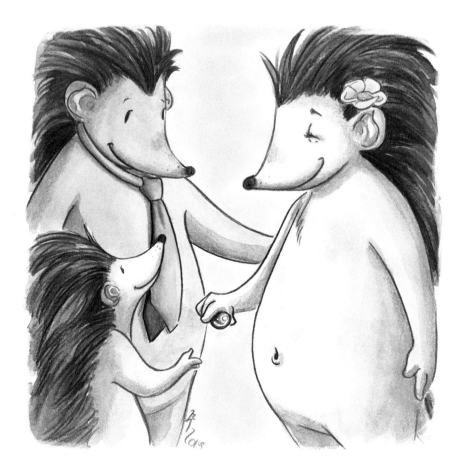

Auch zu Hause ging es Igelino besser. Es fiel ihm leichter, sich anzuziehen und die Zähne zu putzen, ohne abgelenkt zu sein. Mama und Papa Igel gaben ihm jeden Tag ein Zauberkügelchen, das er schlucken musste. Dieses Zauberkügelchen machte die Hummeln in Igelinos Bauch ganz sanft und ruhig, sodass sie kaum noch zu spüren waren.

Aktion 7

Erklären Sie Ihrem Kind, dass es Medikamente nicht nur gegen Fieber und Halsweh gibt, sondern auch für Gefühle und Verhalten. Stellen Sie klar, dass es wichtiger ist, psychotherapeutische Gespräche wahrzunehmen und viel zu üben, aber ein Zauberkügelchen bei diesem Prozess unterstützen kann. Kinder sollten nie lernen, dass sich Probleme mit Medikamenten alleine lösen lassen.

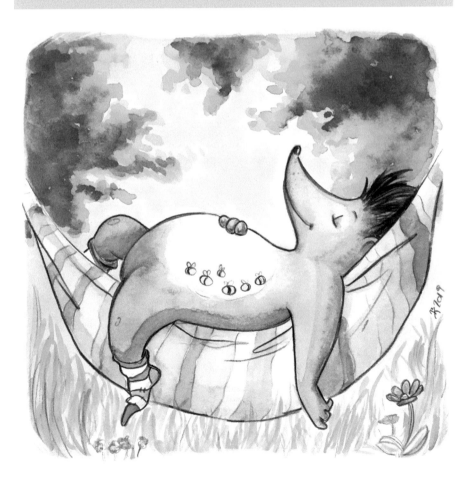

Manchmal kam es trotzdem noch vor, dass Igelino trödelte oder etwas zu stürmisch war oder in der Waldtierschule nicht im Unterricht aufpasste, aber das war vollkommen in Ordnung. Die weise Eule hatte ihm erzählt, dass die Hummeln im Bauch zu ihm gehören und er lernen könne, sich gut mit ihnen zu verstehen. „Denn, so wie du bist, ist es gut.", sagte die weise Eule.

Aktion 8

Überlegen Sie sich gemeinsam jeweils eine negative und 3 positive Eigenschaften Ihres Kindes und von sich selbst. Ihr Kind darf lernen, dass es immer 2 Seiten einer Medaille gibt und es genauso gut und wertvoll ist, wie es ist.

4

Was ist eine ADHS?

Da das Wissen um die Aufmerksamkeitsdefizit- und Hyperaktivitätsstörung (ADHS) in den letzten Jahrzehnten in der Normalbevölkerung massiv zugenommen hat, passiert es wohl häufig, dass Kinder, die lediglich sehr aufgeweckt sind, von Laien als ADHS-Kinder bezeichnet werden. In meiner Zeit als Schulpsychologin wurde mir gegenüber von Lehrerinnen sehr häufig angegeben, dass eine Schülerin eine hyperaktive und unaufmerksame Symptomatik zeigt. Selten war das klinische Bild dieser Kinder mit einer diagnostizierbaren Aufmerksamkeitsdefizit- und Hyperaktivitätsstörung zu bewerten. Zur Diagnose einer ADHS bedienen sich Klinikerinnen zweier bekannter Klassifikationssysteme.

4.1 DSM-V

Das DSM-V oder auch (aus dem engl. übersetzt) „Diagnostischer und statistischer Leitfaden psychischer Störungen" ist hauptsächlich in den USA, aber auch in Europa in Gebrauch. Es wird von der American Psychiatric Association (APA) herausgegeben und bedient sich einem kategoriellen System. Ausschlussgründe für eine psychiatrische Störung im DSM-V sind die Symptomentstehung durch die Einnahme von Medikamenten oder eine Veränderung des Verhaltens und Empfindens aufgrund von normalen Lebensumständen, wie zum Beispiel Trauerreaktionen, spezifische Entwicklungsphasen und dergleichen.

4.2   ICD-10

Das „International Classification of Diseases" (kurz: ICD-10) ist die bereits 10. und derzeit (noch) aktuelle Version eines Krankheitsklassifikationssystems, das im deutschsprachigen Raum vielfach verwendet wird. Anhand des ICD-10 ist es nicht nur möglich, psychische Krankheiten und Verhaltensauffälligkeiten zu diagnostizieren, sondern es beinhaltet auch alle bekannten körperlichen Krankheiten. Neurologische Erkrankungen, Beschwerden im Herz-Kreislauf-Bereich, orthopädische Abnormitäten – all diese Krankheitsbilder werden anhand des ICD-10 diagnostiziert. Für Praktikerinnen im Fachbereich Klinische Psychologie ist das Kapitel F interessant. Es umfasst alle psychischen Störungen und Verhaltensauffälligkeiten im Kindes- und Erwachsenenalter.

4.2.1   Symptome nach ICD-10

Nach ICD-10 (vgl. Dilling & Freyberger, 2016) ist eine einfache Aktivitäts- und Aufmerksamkeitsstörung folgend klassifiziert:

• Unaufmerksamkeit: Mindestens 6 der folgenden Symptome bestanden mindestens 6 Monate lang in einem mit dem Entwicklungsstand des Kindes nicht zu vereinbarenden und unangemessenen Ausmaß. Die Kinder:

  1. sind häufig unaufmerksam gegenüber Details oder machen Flüchtigkeitsfehler bei den Schularbeiten und sonstigen Arbeiten und Aktivitäten,
  2. sind häufig nicht in der Lage, die Aufmerksamkeit bei Aufgaben und beim Spielen aufrechtzuerhalten,
  3. scheinen oft nicht auf das zu hören, was zu ihnen gesagt wird,
  4. können oft Erklärungen nicht folgen oder ihre Schularbeiten, Aufgaben oder Pflichten am Arbeitsplatz nicht erfüllen (nicht wegen oppositionellem Verhalten oder weil die Erklärungen nicht verstanden werden können),
  5. sind häufig beeinträchtigt, Aufgaben und Aktivitäten zu organisieren,
  6. vermeiden ungeliebte Arbeiten, wie Hausarbeiten, die geistiges Durchhaltevermögen erfordern,
  7. verlieren häufig Gegenstände, die für bestimmt Aufgaben oder Tätigkeiten wichtig sind, z. B. Unterrichtsmaterialien, Bleistifte, Bücher, Spielsachen und Werkezeuge,

8. werden häufig von externen Stimuli abgelenkt,
9. sind im Verlauf der alltäglichen Aktivitäten oft vergesslich.

- Überaktivität: Mindestens 3 der folgenden Symptome bestanden mindestens 6 Monate lang in einem mit dem Entwicklungsstand des Kindes nicht zu vereinbarenden und unangemessenen Ausmaß. Die Kinder:

1. zappeln häufig mit Händen und Füßen oder winden sich auf den Plätzen,
2. verlassen ihren Platz im Klassenraum oder in anderen Situationen, in denen erwartet wird, dass sie auf ihrem Platz bleiben,
3. laufen häufig herum oder klettern exzessiv in Situationen, in denen dies unpassend ist (bei Jugendlichen oder Erwachsenen entspricht dem möglicherweise nur Unruhegefühl),
4. sind häufig unnötig laut beim Spielen oder haben Schwierigkeiten, sich ruhig mit Freizeitbeschäftigungen zu befassen,
5. zeigen ein anhaltendes Muster exzessiver motorischer Aktivitäten, die durch die soziale Umgebung oder Vorschriften nicht durchgreifend beeinflussbar sind.

- Impulsivität: Mindestens 1 der folgenden Symptome bestand mindestens 6 Monate lang in einem mit dem Entwicklungsstand des Kindes nicht zu vereinbarenden und unangemessenen Ausmaß. Die Kinder:

1. platzen häufig mit der Antwort heraus, bevor die Frage beendet ist,
2. können häufig nicht in einer Reihe warte oder warten nicht, bis sie bei Spielen oder in Gruppensituationen an die Reihe kommen,
3. unterbrechen und stören andere häufig (z. B. mischen sie sich ins Gespräch und Spiel anderer ein),
4. reden häufig exzessiv, ohne angemessen auf soziale Beschränkungen zu reagieren.

- Für eine Diagnose müssen die Symptome vor dem 7. Lebensjahr beginnen und in mehreren Lebensbereichen (zu Hause, Spielplatz, Schule) auftreten.

4.3   ADHS-Symptome bei Kindern

Die genannten Symptome sind sowohl für Kinder und Jugendliche als auch für Erwachsene gültig. Es kann jedoch die Art und Weise, wie Krankheitsmerkmale bei Kindern auftreten, von der bei Jugendlichen und Erwachsenen abweichen.

4.3.1 Hyperaktivität

> Igelino hat ein stark erhöhtes Bedürfnis, sich zu bewegen. Er rennt wie wild durch den Wald, hüpft durch das Klassenzimmer und kann auch nur schwer still sitzen.

Die körperliche und psychische Hyperaktivität ist wohl eines der bekanntesten Symptome von Kindern mit ADHS. Es wird gezappelt, exzessiv auf alles Mögliche geklettert, wild herumgeturnt und viel gerannt. Für viele Laien ist es natürlich schwierig, ein normales Ausmaß der kindlichen Aktivität einzuschätzen, weshalb die Auffälligkeiten häufig initial im Kindergarten oder bei Schulbeginn auftreten.

Leider zeigt sich bei Kindern mit ADHS durch das hyperaktive Verhalten auch ein erhöhtes Verletzungsrisiko (Klicpera et al., 2019). Häufig fällt bei diesen Kindern auch eine gewisse Distanzlosigkeit auf. Sie werden oft als grob, grenzüberschreitend und motorisch ungeschickt wahrgenommen. Auch ein feinmotorisches Defizit wird manchmal beobachtet.

4.3.2 Ablenkbarkeit

> Igelino sitzt im Klassenzimmer und ist fasziniert von den Vögeln, die vor dem Fenster fliegen. Eigentlich sollte er sich auf die Rechnungen an der Tafel konzentrieren, aber durch seine erhöhte Ablenkbarkeit nimmt er jeden anderen Reiz sehr stark wahr und wird dadurch massiv abgelenkt.

Kinder mit ADHS sind einer permanenten Reizüberflutung ausgesetzt. Sie haben Schwierigkeiten dabei, sich auf das in der Situation Wichtige zu fokussieren und werden stetig von anderen Einflüssen abgelenkt. Ich merke es bei Diagnostikterminen immer stark, wenn an meinem offenen Fenster jemand vorbeigeht oder draußen jemand zu sprechen beginnt. Die Aufmerksamkeit der meisten Kinder liegt dann sofort bei den neuen, spannenden Reizen und sie nehmen teilweise nicht mehr wahr, was gerade besprochen/getan wurde.

Reizüberflutung bedeutet natürlich auch einen stark erhöhten Stresspegel, der mit einer Ruhelosigkeit einhergeht. Diese eingeschränkte Fähigkeit, sich zu entspannen kann auch noch bei Jugendlichen und Erwachsenen mit ADHS beobachtet werden.

Viele Kinder mit ADHS zeigen auch Probleme dabei, sich ruhig und alleine zu beschäftigen. Häufig wollen sie unterhalten werden, sind jedoch bei Spielangeboten rasch desinteressiert und suchen nach einer kurzen Zeitspanne eine neue Beschäftigung. Dieses Phänomen zeigt sich bereits im Kindergartenalter bei den Kindern, die von einem Spielzeug zum nächsten laufen und sich nie lange mit einer Sache auseinandersetzen wollen. Im Grundschulalter wollen Kinder mit ADHS hauptsächlich frei spielen und nicht den Regeln von Gesellschaftsspielen (z. B. Brettspielen) folgen.

4.3.3 Unaufmerksamkeit

Igelino gibt sich gerne Tagträumen hin und sein Fokus ist stark schwankend. Obwohl er eigentlich rasch die Zähne putzen und sich für die Schule fertig machen soll, trödelt er. Dadurch kommt es wiederholt zu Konflikten zu Hause und in der Schule. Auch die Frage von Herrn Fuchs kann Igelino nicht beantworten, da er sie gar nicht wahrgenommen hat. Diese Art der Unaufmerksamkeit wird oft als Desinteresse oder Bockigkeit interpretiert, ist jedoch lediglich die Unfähigkeit, sich adäquat zu fokussieren.

Aufgrund der erhöhten Ablenkbarkeit und geringen Konzentrationsausdauer haben ADHS-Kinder große Schwierigkeiten, lange bei einer Sache zu bleiben. Dies zeigt sich vor allem im Bereich des Arbeitsgedächtnisses. Wenn es darum geht, Informationen rasch aufzunehmen und diese bis zu einer nächsten Handlung zu behalten, ist bei Kindern mit ADHS eben diese Funktion oft eingeschränkt.

Gibt es beispielsweise eine Aufgabe, sich 5 Zahlen in einer gewissen Reihenfolge zu merken, dann tun sich betroffene Kinder schwerer als gesunde Kinder, diese korrekt wiederzugeben. Das liegt nicht nur an der eingeschränkten Merkfähigkeit, sondern bereits an der Wahrnehmung der relevanten Information. Der Fokus bei Kindern mit ADHS bleibt nicht lange auf einer Sache, sondern springt von einer zur nächsten.

4.3.4 Impulsivität

Igelino ruft im Unterricht immer wieder die Antworten heraus, weil er Schwierigkeiten dabei hat, seine Verhaltensimpulse zu kontrollieren. Bei einem wilden Rennspiel überlegt er nicht, ob das emsige Eichhörnchen vielleicht im Weg ist, sondern rennt unbedacht den erbauten Turm nieder. Beim wilden Rennen auf dem Weg in die Schule stolpert er und tut sich weh.

Ein typisches Verhaltensmuster bei betroffenen Kindern ist die Impulsivität in gewissen Situationen. Häufig wird im Unterricht herausgerufen ohne mit der Hand aufzuzeigen, Gespräche werden unterbrochen und Handlungen werden ohne viel Überlegen oder eine Risikoeinschätzung gesetzt. Diese Impulsivität kann zu vielen Gefahren im Alltag führen. Beispielsweise kann impulsives Handeln zum raschen Überqueren einer Straße führen, weil auf der anderen Straßenseite ein Kätzchen sitzt.

Unfälle sind leider keine Seltenheit bei Kindern mit ADHS, da sie eine höhere Risikobereitschaft haben als andere Kinder. Es fehlt ihnen oft eine natürliche Verhaltenshemmung, die sie davon abhält, ohne Zögern zu sprechen oder zu handeln.

Ein impulsives Antwortverhalten in Testsituationen sowie Flüchtigkeitsfehler führen oft dazu, dass betroffene Kinder als nicht so klug eingeschätzt werden, wie sie eigentlich sind. Das ist auch der Grund, warum viele Kinder mit ADHS schlechte schulische Leistungen erbringen, obwohl sie sehr intelligent sind.

4.3.5 Geringe Frustrationstoleranz

> Igelino zeigt in der Geschichte keine Anzeichen von geringer Frustrationstoleranz. Auch Kinder mit ADHS können durch liebevolles und konsequentes Erziehungsverhalten eine altersadäquate Frustrationstoleranz entwickeln.

Was ich häufig in der Praxis bei Kindern mit ADHS beobachte, ist eine eingeschränkt entwickelte Frustrationstoleranz. Wenn etwas nicht so läuft, wie sich die betroffenen Kinder das vorstellen, werden sie rasch negativ emotional oder blocken weitere Interaktionen mit mir ab. In diesem Fall spricht man von geringer Frustrationstoleranz. Idealerweise nimmt die Toleranz, die wir bei Frustration aufbringen können, mit zunehmendem Alter zu.

Natürlich ist es bei Kindern bis zu einem gewissen Grad normal, dass sie nicht gerne bei Spielen verlieren oder auch mal trotzig sind, wenn ihnen etwas nicht passt. Erfahrungsgemäß wollen Kinder mit ADHS aber oft alles sofort haben und werden rasch unzufrieden und ungeduldig, wenn ihre Erwartung nicht erfüllt wird.

Umso wichtiger ist es, die Kinder immer und immer wieder zu mehr Geduld und dem Warten, bis sie dran sind, zu ermutigen. Wenn sich die Erwachsenen jedes Mal in einem Gespräch von einem Kind unterbrechen lassen oder Tätigkeiten im Haushalt sofort abbrechen, weil das Kind gerade spielen möchte, hat es wenig Möglichkeit, ein adäquates Sozialverhalten zu lernen. Wenn ein Kind keine ausreichende Frustrationstoleranz lernen darf, kann das mit Gleichaltrigen, in der Jugend und im Erwachsenenalter zu massiven sozialen Defiziten und Beziehungsproblemen führen. Liebevolle Konsequenz ist immer die Devise.

4.3.6 Defizit der Exekutivfunktionen

Igelino könnte Probleme dabei haben, sich die Hausübungen zu merken, die er zu Hause erledigen soll. Es scheint wahrscheinlich, dass er sich dabei schwer tut, Projekte rechtzeitig zu beginnen und fristgerecht fertigzustellen. Durch das Trödeln und die Unaufmerksamkeit in der Schule sowie die leichte Ablenkbarkeit hat er vermutlich Schwierigkeiten dabei, konzentriert seine Arbeiten zu erledigen und strukturiert vorzugehen.

Kinder mit ADHS haben häufig eingeschränkte Exekutivfunktionen. Diese Funktionen beschreiben die Fähigkeit zur Planung, Organisation und Strukturierung im Alltag. Bei Kindern zeigen sich diese Defizite insbesondere beim Merken der Hausaufgaben und der Organisation von Schulunterlagen. Oft werden notwendige Dinge liegen gelassen oder verloren.

Betroffene Kinder haben Schwierigkeiten dabei, ihren Alltag zu strukturieren. Die gleichen Probleme sind übrigens bei Jugendlichen und Erwachsenen zu beobachten. Zumeist äußern sie sich in einem chaotischen, unzuverlässigen Arbeitsverhalten und geringer Fähigkeit zur Planung, was zu häufiger Unpünktlichkeit oder dem Vergessen von Verabredungen führt.

4.4 Hyperkinetische Störungsbilder

Neben der einfachen Aktivitäts- und Aufmerksamkeitsstörung, die bereits in Abschn. 4.2.1 genau vorgestellt wurde, gibt es noch andere psychiatrische Störungsbilder, die eine hyperkinetische Komponente oder ein Aufmerksamkeitsdefizit beinhalten. Zum einen ist das eine hyperkinetische Störung des Sozialverhaltens, zum anderen eine Aufmerksamkeitsstörung ohne Hyperaktivität.

4.4.1   Hyperkinetische Störung des Sozialverhaltens

Diese psychische Erkrankung stellt sich nicht nur durch die Symptomatik einer ADHS, sondern auch durch das Vorliegen einer Störung des Sozialverhaltens dar. Folgende Symptome müssen demnach nach ICD-10 (2016) zusätzlich zur hyperaktiven, unaufmerksamen und impulsiven Symptomatik vorliegen:

- Vorliegen eines wiederholten, persistierenden Verhaltensmusters, bei dem entweder die Grundrechte anderer oder die wichtigsten altersentsprechenden sozialen Normen oder Gesetze verletzt werden, mindestens 6 Monate anhaltend, mit einigen der unten angegebenen Symptomen,

    1. für das Entwicklungsalter ungewöhnlich häufige und schwere Wutausbrüche,
    2. häufiges Streiten mit Erwachsenen,
    3. häufige aktive Verweigerung von Forderungen Erwachsener und Hinwegsetzen über Regeln,
    4. häufiges, offensichtlich wohlüberlegtes Handeln, das andere ärgert,
    5. häufig Verantwortlichmachen anderer, für die eigenen Fehler oder für eigenes Fehlverhalten,
    6. häufige Empfindlichkeit oder Sichbelästigtfühlen durch andere,
    7. häufiger Ärger oder Groll,
    8. häufige Gehässigkeit oder Rachsucht,
    9. häufiges Lügen oder Brechen von Versprechen, um materielle Vorteile und Begünstigungen zu erhalten oder um Verpflichtungen zu vermeiden,
    10. häufiges Beginnen von körperlichen Auseinandersetzungen (außer Geschwisterauseinandersetzungen).

Hinzu können, insbesondere im Jugendalter, noch weitere schwerwiegende Symptome wie Tierquälerei, Waffengebrauch, Weglaufen, körperliche Grausamkeiten, mutwillige Zerstörung, Stehlen, Brandstiftung, Schule schwänzen und das Tyrannisieren anderer kommen.

Es ist wichtig, eine ADHS klar von einer hyperkinetischen Störung des Sozialverhaltens abzugrenzen. Denn obgleich der Ausgang des Verhaltens ein ähnlicher sein kann, haben Kinder mit einer ADHS zumeist keine bösen Absichten oder provozieren bewusst. Der Grund für grobes Verhalten ist bei ihnen eher eine gewisse Tollpatschigkeit und Unaufmerksamkeit. Wutausbrüche sind auch bei Kindern und Jugendlichen mit ADHS nicht selten, da ihr Verhalten bei Erwachsenen und Gleichaltrigen häufig auf Widerstand stößt und die betroffenen Kinder somit frustriert werden. Sie sind jedoch nicht von Natur aus oppositionell oder provokant im Verhalten.

4.5   Aufmerksamkeitsstörung ohne Hyperaktivität

Keine Seltenheit und trotzdem im letzten Winkel des ICD-10 zu finden: Die Aufmerksamkeitsstörung ohne Hyperaktivität. Ihre klinische Relevanz wird durch ihre Stellung im Klassifikationssystem stark unter Wert verkauft, da sie sich unter anderem neben „Nägelkauen" und „exzessivem Nasebohren" unter den „sonstigen näher bezeichneten Verhaltens- und emotionalen Störungen mit Beginn in der Kindheit und Jugend" finden lässt.

Nichtsdestotrotz ist es kein seltenes Bild, wenn (vorrangig Mädchen) zwar kein hyperaktives Verhalten zeigen, jedoch ein massives Defizit in der Aufmerksamkeitsleistung vorweisen. Wichtig ist hier, immer auch depressive Symptomatik abzuklären, da sich Aufmerksamkeits- und Konzentrationsschwierigkeiten häufig auch bei einem depressiven Zustandsbild einstellen.

4.6   Differenzialdiagnosen

Bei den genannten hyperkinetischen Störungsbildern ist es wichtig, diese klar von anderen psychischen Erkrankungen abzugrenzen. Hierbei spricht man von der sog. Differenzialdiagnostik. Im Folgenden werden kurz 3i Störungsbilder umrissen, die einer Hyperaktivitäts- oder Aufmerksamkeitsstörung ähneln können.

4.6.1   Störung des Sozialverhalten

Die in Abschn. 4.4.1 bereits näher beschriebene Störung des Sozialverhaltens ist durch aufsässiges, delinquentes und oppositionelles Verhalten gekennzeichnet. Häufig kommt es zu massiven aggressiven Durchbrüchen, die sich gegen Mitschülerinnen, Geschwisterkinder oder die eigenen Eltern richten. Eine Störung des Sozialverhaltens ist jedoch klar von einer hyperkinetischen Störung abzugrenzen, wenn das Verhalten nicht aufgrund von Impulsivität, Ungeschicktheit oder Unachtsamkeit geschieht.

Beispielsweise würde ein Kind mit AHDS in der Schule ohne vorher aufzuzeigen herausrufen, weil es impulsiv ist. Ein Kind mit einer Störung des

Sozialverhaltens würde eher vermehrt mit dem Lehrpersonal diskutieren, Anweisungen bewusst missachten und provokante Ausrufe tätigen.

4.6.2 Autismus-Spektrum-Störung

Erkrankungen aus dem autistischen Formenkreis können ebenfalls Ähnlichkeiten zu hyperkinetischen Störungsbildern aufweisen. Hyperaktives Verhalten, impulsive Mechanismen oder Bewegungen sowie eine geringe Frustrationstoleranz sind den beiden Krankheitsgruppen gemeinsam. Es zeigen sich jedoch massive Unterschiede im Einfühlungsvermögen.

Kinder mit ADHS sind häufig sehr sensibel und empfänglich für die Emotionen von anderen, wobei autistische Kinder Schwierigkeiten dabei haben, die Gefühle ihrer Mitmenschen zu erkennen und zu verstehen. Viele Kinder mit ADHS zeigen eine außergewöhnliche Begeisterungsfähigkeit und Tatendrang, dieser ist jedoch von den intensiven und teilweise eigenartigen Spezialinteressen von Autisten klar zu unterscheiden.

4.6.3 Agitierte Depression

Depressive Episoden sind in der Allgemeinbevölkerung den meisten Menschen ein Begriff. Sie zeichnen sich durch ein Gefühl der Energielosigkeit und Hoffnungslosigkeit, dysphorische Stimmung, Selbstwertprobleme und negativistisches Denken aus. Häufig kommen auch Schlafstörungen, Appetitlosigkeit in Verbindung mit Gewichtsverlust und Konzentrationsschwierigkeiten hinzu.

Aufgrund der häufig eingeschränkten Fähigkeit, sich während einer depressiven Episode ausdauernd zu konzentrieren, gibt es eine Überlappung zur Aufmerksamkeitsstörung ohne Hyperaktivität. Hier ist vor allem wichtig festzustellen, ob die Aufmerksamkeitssymptomatik schon vor Beginn der depressiven Episode bestanden hat, oder durch diese erst entstanden ist.

Eine depressive Episode kann sich jedoch auch durch agitiertes Verhalten äußern. Viele depressive Kinder spielen nach außen gerne den „Kasperl" und versuchen somit ihre Unsicherheiten und negativen Gefühle zu maskieren. Bei der Differenzierung ist vor allem eine gründliche Anamnese mit den Eltern und Lehrerinnen sowie das gute Kennenlernen des betroffenen Kindes wichtig.

4.7   Komorbiditäten

Wenn neben einer ADHS bei Kindern und Jugendlichen noch eine weitere, klinisch-relevante psychiatrische Störung diagnostiziert wird, spricht man von einer Komorbidität. Häufige Komorbiditäten sind:

- Tic-Störungen bzw. Tourette-Syndrom
  Unwillkürliche, rasche, wiederholte motorische Bewegungen oder Lautproduktionen, die plötzlich einsetzen und keinem offensichtlichen Zweck dienen (ICD-10)
- Angststörungen
  Nicht altersadäquate Ängste in unterschiedlichen Situationen oder vor Objekten, die über das Maß einer normalen Vorsicht oder Sorge hinausgehen
- Schlafstörungen
  Probleme beim Einschlafen oder Durchschlafen, Albträume, Nachtangst, zu viel Schlaf
- Sucht
  Alkoholabhängigkeit, Cannabisabhängigkeit, Tabakabhängigkeit
- Depressionen
  Selbstwertdefizit, dysphorische Stimmung, sozialer Rückzug

5

Wie entsteht eine ADHS?

Wie bei den meisten psychischen Störungen ist die ADHS nicht einer Ursache eindeutig zuordenbar. Da wir in der klinischen Psychologie immer von einem biopsychosozialen Modell ausgehen, gibt es auch unterschiedliche Bedingungen, die zur Entstehung einer ADHS beitragen können. Im Folgenden wird zunächst auf die verschiedenen Theorieansätze zur Entstehung kurz eingegangen und die Risikofaktoren mit Bezug auf Igelino näher beschrieben.

5.1 Theorieansätze

5.1.1 Verhaltenstherapeutische Theorie

Die Verhaltenstherapie geht davon aus, dass bei der Entstehung einer Aufmerksamkeits- und Hyperaktivitätsstörung sowohl genetische und postnatale als auch umweltbedingte Faktoren zusammenspielen. Diese Einschätzung deckt sich mit gängigen wissenschaftlichen Erkenntnissen.

5.1.2 Psychodynamische Theorie

Psychodynamisch betrachtet gehen manche Theorien davon aus, dass Kinder mit hyperaktivem Verhalten häufig desorganisierte und ambivalente Bindungsmuster aufweisen und sich der starke Bewegungsdrang mit dem Hin- und Her in der symbiotischen Verschmelzung zur Kindesmutter und gleichzeitig einem Loslösewunsch in Verbindung setzen lässt. Die motorische und psychische Unruhe der Kinder stammt somit von einer starken inneren Zerrissenheit.

5.2   Risikofaktoren

5.2.1   Psychosoziale Einflüsse

In der Igelgeschichte präsentiert sich Igelinos Familie als intakt und stabil. Es wäre jedoch im Bereich des Möglichen, dass es wiederholte Konflikte mit Igelinos Großeltern gibt oder die Igeleltern häufig ins Streiten geraten. Vielleicht setzen Igelinos Eltern dem kleinen Igel aber auch zu wenig Grenzen und er hat Schwierigkeiten, Halt zu finden. Möglicherweise ist Papa Igel durch die eigenen Konzentrationsschwierigkeiten stark belastet, depressiv oder chaotisch. Auch zu wenig Struktur in Igelinos Alltag wäre denkbar.

Da ich sie als besonders relevant empfinde, möchte ich die psychosozialen Einflüsse bei einer ADHS besonders hervorheben, da dieses psychische Störungsbild meiner Meinung nach selten lediglich neuronaler oder genetischer Natur ist.

Häufig zeigen sich dysfunktionale familiäre Systeme, die durch zu wenig Struktur und Stabilität gekennzeichnet sind. Ständiger Streit zwischen Erziehungspersonen, Patch-Work-Systeme, die instabil sind, oder das vollständige Fehlen eines Elternteils sind oft beobachtete Elemente des Umfelds von Kindern mit hyperaktiver Symptomatik.

Nicht selten zeigen sich psychische Auffälligkeiten bei den primären Bezugspersonen, wodurch die Kinder und Jugendlichen stark belastet sind. Insbesondere narzisstische, depressive oder antisoziale Persönlichkeitsstrukturen bei den Kindeseltern können bei Kindern hyperaktives Verhalten auslösen.

Ein weiterer Risikofaktor stellt das Erziehungsverhalten dar. Regeln und Konsequenz sind für alle Kinder wichtig, jedoch sind sie bei Kindern mit ADHS umso relevanter, da sie Struktur und Halt geben. Häufig zeigen sich im klinischen Alltag Eltern, die sich nicht durchsetzen können, lange nur wenig oder keine Grenzen setzen und dann negativ emotional reagieren, wenn ihnen das Verhalten der Kinder dann doch zu weit geht. Wichtig für betroffene Kinder ist ein konsequentes, klares und verlässliches familiäres System, in dem jedes Mitglied seine Aufgaben und Grenzen kennt und akzeptiert. Nur so können Kinder ein adäquates Selbstwertgefühl und soziale Grundkompetenzen erlangen. Häufige Kritik und harte Strafen sind leider auch oft beobachtete Erziehungsmuster, welche entweder zur Einschüchterung oder zu oppositionellem Trotzverhalten führen.

Wie bei allen psychischen Erkrankungen ist ein niedriger sozioökonomischer Status ein starker Risikofaktor für ADHS. Wenig finanzielles Einkommen und beengte Wohnverhältnisse wirken sich verstärkend auf die ADHS-Symptomatik aus.

5.2.2 Genetische Disposition

> Die Schilderungen von Papa Igel lassen vermuten, dass er selbst an einer ADHS gelitten hat oder noch immer leidet. Dadurch wäre die Wahrscheinlichkeit einer familiären Häufung in der Igelfamilie deutlich größer.

Nicht außer Acht zu lassen sind bei der Entwicklung einer ADHS natürlich genetische Faktoren. Zwillingsstudien haben gezeigt, dass bei eineiigen Zwillingen zu 80 % bei beiden eine ADHS-Symptomatik entsteht, auch wenn sie anders sozialisiert bzw. erzogen wurden. Es ist somit davon auszugehen, dass eine Aufmerksamkeits- und Hyperaktivitätsstörung (wie die meisten psychischen Erkrankungen) genetisch gehäuft vorkommt. Die Genetik alleine ist jedoch nicht ausschlaggebend für die Entwicklung einer ADHS (Hay et al., 2007).

5.2.3 Neuronale Entwicklung

> Es wäre möglich, dass es bei Igelino zu Abweichungen der neuronalen Entwicklung gekommen ist. Vielleicht produziert sein Gehirn zu viel Noradrenalin oder Dopamin, wodurch der starke Bewegungsdrang ausgelöst wird.

Eine weitere Entstehungstheorie besagt, dass es bei einem Kind mit ADHS zu Abweichungen der neuronalen Entwicklung kommt. Die betroffenen Gehirnregionen sind für die Motivation, Emotion, Kognition und Motorik zuständig. Ebenso sind die neuronalen Botenstoffe Noradrenalin und Dopamin bei vielen Betroffenen im Überschuss vorhanden, die für erhöhte Aktivität und Ablenkbarkeit verantwortlich sein können (Banaschewski et al., 2004).

5.2.4 Komplikationen während Schwangerschaft/Geburt

> Es könnte sein, dass Mama Igel während der Schwangerschaft mit Igelino häufig sehr gestresst war. Vielleicht kam Igelino auch zu früh und mit niedrigem Geburtsgewicht zur Welt.

Viele Mütter von Kindern mit ADHS schildern schwierige Schwangerschaften oder Geburtskomplikationen wie zum Beispiel Frühgeburtlichkeit. Auch Infektionen während der Schwangerschaft oder enormer psychischer Stress wirken sich verstärkend auf hyperaktive Symptomatik bei Kindern und Jugendlichen aus. Der Konsum von Nikotin, Alkohol und anderen Suchtmitteln während der Schwangerschaft steht ebenfalls im Zusammenhang mit der Entwicklung von Aufmerksamkeits- und Hyperaktivitätsstörungen.

6

Wer kann helfen?

6.1 Psychotherapie

6.1.1 Psychotherapie in Deutschland

Die psychotherapeutische Ausbildung in Deutschland setzt ein Magister-bzw. Masterstudium der Psychologie oder ein Medizinstudium voraus. Es gibt somit psychologische Psychotherapeutinnen und medizinische Psychotherapeutinnen.

In Deutschland sind derzeit 3 Psychotherapierichtungen durch den wissenschaftlichen Beirat Psychotherapie anerkannt und werden von den Krankenkassen rückerstattet.

- Systemische Therapie
- Verhaltenstherapie
- Analytische Psychotherapie bzw. tiefenpsychologisch-fundierte Psychotherapie

6.1.1.1 Systemische Therapie

Bei dieser Therapieform wird nicht nur das betroffene Kind selbst, sondern das gesamte soziale System in den Therapieprozess eingebunden. Es werden vielmehr die Beziehungen des Kindes zu Eltern, Geschwistern und Freunden als die Symptomatik des Einzelnen fokussiert und bearbeitet.

Eine essenzielle Art der systemischen Therapie ist die systemische Familientherapie. Die betroffenen Familienmitglieder werden durch die Psychotherapeutin angeleitet, dysfunktionale Beziehungsmuster aufzudecken und zu bearbeiten. Die sozialen Beziehungen sollen verbessert werden, wodurch alle Individuen in dem besagten System ebenfalls eine Linderung ihrer Symptome erfahren (Benecke, 2014).

Alle betroffenen Teilnehmerinnen der systemischen Familientherapie sind am Problem und an dessen Lösung beteiligt, indem Interaktionen untereinander hinterfragt werden. Gemeinsam werden Veränderungsmöglichkeiten erprobt und in den Therapiesitzungen reflektiert.

Insbesondere bei Kindern- und Jugendlichen mit psychischen Erkrankungen ist oftmals eine systemische Familientherapie indiziert. Viele problematische Verhaltensmuster und aufrechterhaltende Faktoren finden sich im System Familie. Deshalb ist es umso wichtiger, nicht nur beim Kind selbst, sondern auch bei den Eltern anzusetzen (Thun-Hohenstein, 2008).

6.1.1.2   Verhaltenstherapie

Wie der Name schon sagt, beschäftigt sich die Verhaltenstherapie mit dem Verhalten der Menschen und arbeitet symptomorientiert. Sie basiert auf Lerntheorien und Theorien zur Konditionierung.

Es wird davon ausgegangen, dass Verhalten erlernt wird. Das kann durch das Beobachten von Bezugspersonen, wie zum Beispiel der Eltern, erfolgen. Es ist aber auch möglich, dass ein Kind lernt, dass gewisses Verhalten sich lohnt. Dann wird es dieses Verhalten weiterhin oder sogar verstärkt zeigen. Das Gleiche gilt für Verhalten, das als wenig lohnend erscheint. Dieses wird vom Kind weniger oder gar nicht mehr gezeigt werden. Solche Prozesse finden teilweise auch unterbewusst statt.

Igelino lernt in der Verhaltenstherapie gewisse Strategien, schneller zur Ruhe zu finden. Zunächst wird ihm genau erklärt, was eine ADHS ist und was dazu beitragen kann, dass er ruhiger wird. Durch positive Verstärkung merkt Igelino, dass es sich lohnt, auch einmal abzuwarten. Gemeinsam wird in der Praxis und zu Hause mit den Igeleltern geübt. Der kleine Igel bekommt für jedes positive Verhalten (z. B. am Tisch sitzen bleiben, bis alle aufgegessen haben) einen tollen Sticker, den er sich aussuchen darf. Es werden genaue gemeinsame Regeln in der Familie besprochen, die bei Nichteinhaltung auch zu Konsequenzen führen. So lernt Igelino eine Struktur kennen, die verlässlich ist und ihm Halt gibt.

Die Verhaltenstherapie beschäftigt sich jedoch nicht nur mit erlerntem Verhalten, sondern auch mit der Kognition. Als Kognition bezeichnet man das Wahrnehmen, Denken, Schlussfolgern und Begreifen der Menschen. Bei psychischen Erkrankungen herrschen besonders häufig dysfunktionale Denkschemata oder kognitive Fehler vor, die verhaltenstherapeutisch durch kognitive Umstrukturierung verändert werden können.

Igelino hat unbewusst gelernt, dass er bei Unsicherheiten zum „Kasperl" werden muss. Gemeinsam mit der Verhaltenstherapeutin bespricht Igelino alternative Möglichkeiten, wie er sich verhalten kann, wenn er in einer sozialen Situation unsicher wird. Er darf lernen, dass er auch wichtig und wertgeschätzt ist, wenn er nicht laut oder aktiv ist.

6.1.1.3 Analytische Psychotherapie/ Tiefenpsychologisch-fundierte Psychotherapie

Tiefenpsychologische Verfahren beschäftigen sich vor allem mit unbewussten, inneren Konflikten. Die psychoanalytische Theorie geht davon aus, dass frühe Traumata und negative Erfahrungen in der Kindheit oder individuellen Lebensgeschichte zu diesen Konflikten führen. Der Beziehung des Patienten zum Therapeuten kommt eine besondere Bedeutung zu.

In der analytischen Psychotherapie wird klar, dass Igelino sich in einem inneren Konflikt befindet. Einerseits liebt er Mama Igel sehr und will immer bei ihr sein, andererseits möchte er auch langsam ein wenig mehr Selbstständigkeit erlangen. Diese innere Ambivalenz bezüglich Abnabelung von der Igelmama einerseits und Verschmelzung mit der Igelmama andererseits sorgen bei Igelino für massive Unruhe, die sich durch hyperaktive Bewegung und Aufmerksamkeitsschwierigkeiten äußert. Es finden auch Gespräche mit den Igeleltern zu diesem Thema statt, damit Igelino im therapeutischen Prozess auch durch seine Familie bestmöglich unterstützt werden kann.

6.1.2 Psychotherapie in Österreich

Psychotherapeuten in Österreich durchlaufen meist eine 2-phasige Ausbildung. Als Basis gilt das sog. Psychotherapeutische Propädeutikum, das zumeist an Universitäten der entsprechenden Institute angeboten wird und therapeutische Grundkompetenzen, Selbsterfahrung und Informationen über die einzelnen Therapierichtungen enthält. Ein Studium der Psychologie ist hierfür keine Voraussetzung.

In weiterer Folge wird ein Fachspezifikum der gewählten Therapieschule begonnen und unter steter Selbstreflexion abgeschlossen.

In Österreich gibt es insgesamt 23 unterschiedliche Therapiemethoden, die anerkannt sind. Diese sind in 4 methodische Übergruppen unterteilt:

- Tiefenpsychologisch-psychodynamische Zugänge
- Verhaltenstherapeutische Methoden
- Systemische Therapierichtungen
- Humanistisch-existenzielle Methoden

Da die anderen Übergruppen bereits in Abschn. 6.1.1 erklärt wurden, soll hier nur auf die *humanistisch-existenziellen Methoden* eingegangen werden. Diese bestehen aus theoretischen und praktischen Zugängen und beschäftigen sich immer mit der Ganzheitlichkeit des menschlichen Seins und nicht nur mit Teilaspekten wie erlerntem Verhalten oder dem Unterbewusstsein.

Der humanistisch-existenzielle Zugang fokussiert das Individuum als Ganzes. Das bedeutet, der Mensch steht im Vordergrund. Es wird die eigene Lebensgeschichte und Persönlichkeitsentwicklung thematisiert. Wichtig ist der stets positive Fokus und die Frage nach dem Sinn des Lebens.

> Igelino lernt von der weisen Eule, achtsam zu sein. Er achtet mehr darauf, wie er sich in gewissen Situationen fühlt und erkennt Grenzen. Sie bearbeiten gemeinsam wichtige Lebensereignisse und reinszenieren diese in Rollenspielen. Die weise Eule setzt stets einen positiven Fokus und rückt Igelinos Entwicklungsschritte in den Vordergrund.

6.1.3 Psychotherapie in der Schweiz

In der Schweiz gibt es je nach Kanton unterschiedliche Richtlinien zur psychotherapeutischen Ausbildung. Zumeist sind jedoch ein facheinschlägiges Studium und eine darauffolgende Psychotherapieausbildung vorgesehen. Es gibt verschiedene Verbände, die Psychotherapieausbildungen anbieten und die jeweiligen Psychotherapierichtungen evaluieren und aufnehmen.

Ebenso wie in Österreich sind in der Schweiz folgende Übergruppen der Psychotherapierichtungen anerkannt:

- Analytische Therapien
- Tiefenpsychologisch-fundierte Methoden

- Systemische Therapie
- Humanistische Psychotherapie

In der Schweiz kommen noch körperorientierte und kunstorientierte Methoden hinzu.

6.2   Klinische Psychologie in Österreich

Einen wesentlichen Beitrag zur psychologischen Diagnostik und Behandlung in Österreich leistet die klinische Psychologie. Anders als bei der Psychotherapieausbildung ist hierfür ein Masterstudium der Psychologie Grundvoraussetzung. Darauf folgt eine ausführliche praktische und theoretische Zusatzausbildung, in der psychische Störungsbilder, Behandlungskonzepte, wissenschaftlich-fundierte Diagnostikverfahren und Interventionen erlernt werden. Für die Ausbildung wird die Arbeit mit allen Altersgruppen, die Zusammenarbeit mit einem multiprofessionellen Team und stete Supervision sowie Selbsterfahrung in unterschiedlichen Settings vorausgesetzt. Die Ausbildung wird von unterschiedlichen Instituten in Österreich angeboten und ist selbst zu bezahlen. Ebenso gibt es strikte Fortbildungsrichtlinien, damit die Berufsangehörigen stets auf dem neuesten Stand der Forschung bleiben und sich aktuelle Diagnostik- bzw. Behandlungskonzepte aneignen können.

Klinische Psychologen sind in Österreich sowohl im niedergelassenen Bereich als auch in Institutionen tätig. Es gibt direkte Verträge mit den Krankenkassen, aber auch Wahlpsychologinnen. Ebenso ist die Ausbildung „Klinische Psychologie" die Voraussetzung für zahlreiche Weiterbildungen wie beispielsweise die Neuropsychologie oder Kinder-, Jugend- und Familienpsychologie.

Ein wesentlicher Arbeitsbereich, der klinischen Psychologen vorbehalten ist, ist die klinisch-psychologische Diagnostik. Durch eine biopsychosoziale Anamnese, das Durchführen von validierten Testverfahren und dem klinischen Eindruck wird eine klinisch-psychologische Diagnose erstellt. Zusätzlich sind Beratung und Behandlung im Einzel-, Paar-, oder Gruppensetting eine Teilaufgabe von klinischen Psychologinnen.

Wie in vielen Bereichen ist die Zusammenarbeit in einem multiprofessionellen Team erstrebenswert. Der stete Austausch mit Fachärztinnen, Psychotherapeutinnen, Sozialarbeiterinnen, Ergotherapeutinnen und Logopädinnen stellt für die klinisch-psychologische Arbeit einen Mehrwert dar.

Die weise Eule führt mit Igelinos Eltern und mit Igelino selbst ein ausführliches Gespräch. Dieses sog. Anamnesegespräch umfasst Informationen zu Vorerkrankungen, den Lebensumständen, Problemen und Ressourcen des kleinen Igels. Dann händigt sie den Igeleltern und Igelino Fragebögen aus, die sie ausfüllen sollen. Diese Fragebögen erfassen unterschiedliche Aspekte der Symptomatik. Die weise Eule stellt weitere Fragen, um mögliche andere psychische Erkrankungen auszuschließen. Zum Schluss fasst sie die Ergebnisse zusammen und kommt gegebenenfalls zu einer Diagnose. Nun klärt sie die Eltern und Igelino darüber auf, dass er unter einer Aufmerksamkeits- und Hyperaktivitätsstörung leidet und was das bedeutet. Sie verweist an einen Psychotherapeuten und an eine Fachärztin für Kinder- und Jugendpsychiatrie, falls nötig. Auch Ergotherapie, soziales Kompetenztraining und Neurofeedback sind sinnvolle zusätzliche Behandlungsmethoden für Igelino. Des Weiteren führt die weise Eule mit Igelinos Eltern Beratungsgespräche, um sie im Umgang mit Igelino zu unterstützen und zu entlasten.

6.3   Psychiatrie

Eine weitere wichtige Fachrichtung zur Diagnostik und Behandlung ist die Fachrichtung Psychiatrie. Fachärztinnen für Psychiatrie durchlaufen zunächst ein Studium der Humanmedizin, um dann eine mehrjährige Facharztausbildung zu absolvieren. Im Anschluss kann eine Spezifikation der Altersgruppe vorgenommen werden. Im Kinder- und Jugendbereich kommt es häufig zur Zusammenarbeit mit Fachärztinnen für Kinder- und Jugendpsychiatrie.

Psychiater sind als Mediziner die einzige Berufsgruppe, die Medikamente verschreiben darf. Die medikamentöse Behandlung von Kindern und Jugendlichen ist stets ein heikles und umstrittenes Thema. Insbesondere bei psychiatrischen Störungsbildern kann diese jedoch Abhilfe schaffen und wird häufig angewandt, um den Beginn einer Psychotherapie zu ermöglichen und belastende Symptome zu vermindern.

Igelino besucht mit den Igeleltern Frau Dr. Hase. Sie bekommen von der klinischen Psychologin/psychologischen Psychotherapeutin einen Befund ausgehändigt, auf dem Igelinos Diagnose und Anamnese stehen. Gemeinsam wird die Möglichkeit einer Zauberkügelchentherapie besprochen. Frau Dr. Hase klärt über Vor- und Nachteile dieser Behandlungsmethode auf, verschreibt passende Kügelchen und terminiert einen Kontrolltermin.

6.3.1 Psychiatrische Behandlung bei Kindern mit ADHS

Die Einnahme von Psychopharmaka sollte stets von psychotherapeutischen oder klinisch-psychologischen Behandlungsmaßnahmen begleitet werden. Oftmals dauert es eine Weile, bis ein gut verträgliches Medikament und eine passende Dosierung gefunden wurde. Eine medikamentöse Einstellung ist jedoch häufig sehr entlastend für die Betroffenen, weshalb die Scheu davor abgelegt werden sollte.

Für die medikamentöse Behandlung von ADHS wird präferiert Methylphenidat eingesetzt. Es reguliert das Ungleichgewicht der Neurotransmitter im Gehirn und führt bei den Kindern zu weniger Reizüberflutung und mehr Ausgeglichenheit. Die Angst vieler Eltern, ihre Kinder mit einem ADHS-Medikament zu betäuben ist nicht berechtigt. Das Wesen der Kinder bleibt erhalten, es kommt jedoch bei 70–80 % zu einer Minderung der Aufmerksamkeitsdefizite, erhöhter Konzentrationsleistung und weniger Unruhe. Methylphenidat wirkt bereits nach unter 1 h, die Wirkdauer beträgt ca. 4 h. Deshalb ist es auch möglich, das Medikament spontan für ein paar Tage oder die Sommerferien zu pausieren. Es ist auch der Einsatz von Atomoxetin zugelassen, bei dieser Substanz dauert es jedoch mehrere Wochen, bis die Wirkung einsetzt. Nebenwirkungen bei der ADHS-Medikation gibt es kaum, in geringer Ausprägung kann es zu Appetitlosigkeit oder Übelkeit kommen.

Regelmäßige fachärztliche Kontrollen und die Adaptierung der Dosis auf Größe und Gewicht des betroffenen Kindes sind bei medikamentöser Behandlung unabdinglich.

6.4 Zusätzliche Behandlungsmöglichkeiten

6.4.1 Soziales Kompetenztraining

Da es aufgrund der hyperaktiven und ungeduldigen Verhaltensweisen bei Kindern mit ADHS häufig zu Unverständnis bei Gleichaltrigen und Erwachsenen kommt, kann es hilfreich sein, soziale Kompetenzen gezielt zu trainieren. Der Fokus von sozialem Kompetenztraining liegt darin, zwischenmenschliche Interaktionen zu verbessern. Es geht insbesondere um das Erlernen einer besseren emotionalen Kontrolle und der Schärfung der Problemlösefähigkeit. Viele Psychologinnen und Psychotherapeutinnen bieten soziales Kompetenztraining im Einzel- und Gruppensetting an.

6.4.2 Ergotherapie

Eine ergotherapeutische Behandlung kann bei ADHS deswegen sehr hilfreich sein, weil eine verbesserte Sinnesverarbeitung im Gehirn fokussiert wird. Kinder mit ADHS leiden häufig unter einer gestörten Körperwahrnehmung und lernen durch gezielte Handlungspläne und positive Verstärkersysteme eine bessere Selbstregulation (Winter& Arasin, 2013).

6.4.3 Neurofeedback

Unsere Gehirnaktivität steht in direktem Zusammenhang mit unserem gezeigten Verhalten, weshalb das hyperaktive Verhalten von Kindern mit ADHS auf eine erhöhte Gehirnaktivität zurückzuführen ist. Durch Neurofeedback können betroffene Kinder eine gezielte Selbstregulation der neuronalen Aktivitäten erlernen und profitieren dadurch im Verhalten enorm. Viel Erfahrungsberichte mit Neurofeedback belegen eine bessere Konzentrationsfähigkeit und Impulskontrolle im Alltag (Haus et al., 2016).

7

Was können wir tun?

7.1 Psychologische Tipps im Umgang mit Kindern mit ADHS

Suchen Sie professionelle Hilfe

Igelinos Lehrer, Herr Fuchs, gibt den Igeleltern den Tipp, sich professionelle Hilfe zu suchen. Die weise Eule steht in der Geschichte stellvertretend für eine Psychotherapeutin/Klinische Psychologin. Bei Bedarf einer zusätzlichen medizinischen Behandlung verweisen diese an Fachärztinnen für Kinder- und Jugendpsychiatrie.

Wenn Sie mehrere der bereits genannten Anzeichen einer ADHS bei Ihrem Kind feststellen, ist es wichtig, sich nicht bloß auf Vermutungen zu stützen. Vereinbaren Sie einen Termin mit Fachexpertinnen, die sie beraten und ihnen weiterhelfen können.

Auf folgenden Websites finden Sie Unterstützung: www.boep.at
http://www.kinderpsychiater.org
http://www.therapie.de
http://www.psychotherapie.at
http://www.oegkjp.at
http://www.sgkjpp.ch

L. Pongratz, *Igelino hat Hummeln im Bauch*, https://doi.org/10.1007/978-3-662-64427-0_7

Bleiben Sie geduldig

> Igelinos Eltern versuchen, geduldig auf seine Trödelei und Tollpatschigkeit zu
> reagieren. Es fällt Mama Igel nicht immer leicht, wertschätzend auf Igelino zu
> reagieren.

Oft ist das leichter gesagt als getan. Sie hatten einen anstrengenden Arbeits-
tag, holen Ihr Kind vom Kindergarten oder der Schule ab, und dann geht es
erst richtig los. Die starke Hyperaktivität und Ruhelosigkeit, die Kinder mit
ADHS leben und ausstrahlen, führt bei vielen Erwachsenen (und auch anderen Kindern) zu rascher Überforderung. Gereiztheit, Ablehnung und Maß-
regelung sind häufige Folgen. Es ist jedoch wichtig, Ihrem Kind Geduld und
Verständnis entgegen zu bringen. Der Schlüssel zu mehr Harmonie ist hierbei, dem Kind rechtzeitig und wertschätzend Grenzen aufzuzeigen bevor Sie
selbst in eine überfordernde Situation geraten und negativ emotional reagieren. Halten Sie sich vor Augen, dass Ihr Kind Sie nicht absichtlich provozieren oder nerven möchte. Gemeinsame Ruhe zu lernen ist ein wesentlicher
Aspekt in der Entwicklung eines Kindes – unabhängig von ADHS
Symptomatik.

Hören Sie zu

> Igelino eckt in der Schule und bei seinen Tierfreunden immer wieder durch sein
> Verhalten an. Herr Fuchs schimpft viel mit ihm in der Schule, der freche Dachs ist
> von seiner Unpünktlichkeit genervt und das emsige Eichhörnchen ist sauer, weil
> er seinen Turm umgeworfen hat.

Indem Sie Ihrem Kind Raum geben und unvoreingenommen zuhören,
merkt es, dass Sie da sind. Viele der Verhaltensweisen von Kindern mit ADHS
führen zu Konflikten im sozialen Umfeld. Klassenkameradinnen fühlen sich
gestört, Pädagoginnen reagieren gereizt und Geschwister streiten häufig.
Umso wichtiger ist es, dass Sie ein offenes Ohr für Ihr Kind haben und stets
da sind, wenn es sich traurig, überfordert oder abgelehnt fühlt. Trösten Sie Ihr
Kind, geben Sie aber auch Tipps, wie es sich zukünftig anders verhalten könnte.

Verstärken Sie Positives

„Schon wieder Igelino", denkt sich Herr Fuchs bei der lauten Störung seines Unterrichts. Auch zu Hause hat sich schon eine negative Erwartungshaltung der Igeleltern gegenüber dem kleinen Igel eingeschlichen. Durch kleinschrittige Unterstützung im Unterricht und im Alltag zu Hause kann Igelino besser gewünschtes Verhalten erlernen als durch andauerndes Schimpfen und negative Konsequenzen.

Im schulischen Setting, aber auch im familiären Umfeld neigen die Erwachsenen häufig dazu, Kinder mit ADHS als Sündenbock abzustempeln. Es entsteht eine Dynamik, die den Kindern gegenüber unfair ist. Anstatt ungewünschtes Verhalten von Kindern ständig hervorzuheben und zu kritisieren ist es sinnvoller und hilfreicher, positive Entwicklungsschritte entsprechend zu belohnen und zu loben.

Kein Meister ist vom Himmel gefallen: Führen Sie Ihr Kind schrittweise an das richtige Verhalten heran und versuchen Sie, bei Misserfolgen und Rückschritten positiv und motivierend zu bleiben. Kinder lernen viel besser und nachhaltiger, wenn ein Verhalten positiv verstärkt wird anstatt durch Strafe und Korrektur in eine Verhaltenshemmung zu gehen.

Achten Sie auf eigene Ressourcen

Igelinos Eltern sind teilweise mit ihrem Kind überfordert. Den ganzen Tag rennen sie hinter ihm her, müssen ihm Aufgaben mehrmals erklären und ihn andauernd an Regeln und Grenzen erinnern. Wenn sie bei diesem andauernden Alltagsstress dann vergessen, auf sich selbst gut Acht zu geben, wird es ihnen umso schwerer fallen, geduldig und wertschätzend auf das herausfordernde Verhalten ihres Kindes zu reagieren. An manchen Wochenenden fahren die Igeleltern also auch mal nur zu zweit weg, um sich entspannen zu können. Ein schlechtes Gewissen ist fehl am Platz, denn: Nur wer Ressourcen zur Verfügung hat, kann auch geben.

Die Begleitung eines Kindes mit ADHS kann sehr herausfordernd sein. Viele Eltern kommen an ihre emotionalen Grenzen. Geben Sie nicht nur Acht auf Ihr Kind, sondern auch auf sich selbst. Sie können Ihr Kind nur unterstützen, wenn es Ihnen selbst gut geht und Sie Ressourcen zur Verfügung haben. Im Klartext heißt das: Nehmen Sie sich eine Auszeit, wieder Energie zu tanken. Holen Sie sich Unterstützung durch eine Selbsthilfegruppe und tauschen Sie sich mit betroffenen Angehörigen aus. Wenn Sie auch andere Kinder haben, ist es wichtig darauf zu achten, dass sich diese nicht vernachlässigt fühlen. Planen Sie beispielsweise einmal eine Aktivität ausschließlich mit einem Geschwisterkind ein, um auch dessen Bedürfnissen Raum zu geben. Tauschen Sie sich mit Pädagoginnen und Behandlerinnen aus. Achten Sie auf Ihren eigenen seelischen Zustand. Machen Sie Yogakurse, Meditationstechniken oder Entspannungsübungen.

Auf diesen Websites finden Sie Selbsthilfegruppen:

http://www.nakos.de

http://www.selbsthilfe.at

http://www.bundesverband-selbsthilfe.at

http://www.selbsthilfeschweiz.ch

Geben Sie Ruhe

Igelino möchte am liebsten den ganzen Tag rennen, springen, hüpfen und singen. Das gehört zu seiner Persönlichkeit und ist gut so. Wenn er jedoch nach einer langen Wanderung mit den Igeleltern und einer lustigen Spielrunde mit dem frechen Dachs immer noch nicht müde scheint und wie wild durch den Garten rast, ist es wichtig, eine Ruhephase einzubauen. Erst wenn ihn Papa Igel darauf hinweist, dass er sein Lieblingshörspiel weiterhören könnte, beschäftigt sich Igelino ruhig und entspannt. Das tut ihm immer sehr gut und hilft auch dabei, nicht immer so aufgeregt und unruhig zu sein.

Es ist keinesfalls gesund oder zuträglich für das Wohlbefinden von Kindern mit ADHS, wenn ihnen ein endloses Unterhaltungsprogramm geboten wird. Qualitative, abwechslungsreiche und vor allem konfliktfreie gemeinsame Aktivität ist für ein harmonievolles familiäres Miteinander unerlässlich. Es ist jedoch mindestens genauso essenziell, regelmäßige Ruhephasen zu fördern und gegebenenfalls auch einzufordern. Kinder mit ADHS kennen ihre Grenzen selten und gehen über Müdigkeit häufig hinweg. Die Fähigkeit zur ruhigen, selbstständigen Beschäftigung ist ein wichtiges Lernelement in der Entwicklung von Kindern.

Machen Sie dahingehende Angebote: Lesen, Hörspiele, Musik hören, Malerei, Basteln, Lego, Bänder knüpfen, Geschichten ausdenken, Musikinstrumente üben – die Möglichkeiten für ruhige Beschäftigungen sind vielfältig. Wichtig ist, dass Ihr Kind etwas findet, dass nicht aktivierend ist und trotzdem Freude bereitet. Vorsicht mit Medienkonsum: Fernsehen und Videospiele sollten nur dosiert erlaubt werden, da sie eher aktivierend und aufregend für Kinder sind als Entspannung zu fördern.

Nur wer selbst ruhig ist kann auch Ruhe geben. Nehmen Sie sich selbst bei der Nase, wenn Sie eher hektisch und chaotisch durch den Alltag gehen. Ihr Kind lernt am meisten von Ihrem Verhalten als Elternteil und kann nur ruhig und entspannt sein, wenn Sie es auch sind. Struktur und Halt im Alltag ist eine Grundvoraussetzung.

Stärken Sie den Selbstwert Ihres Kindes

> Igelino fühlt sich schlecht, weil es ihm einfach nicht gelingen will, ruhiger und strukturierter zu sein. Auch durch die ständigen Ermahnungen in der Schule und zu Hause leidet Igelinos Selbstwertgefühl massiv.

Das beste Erfolgsrezept für einen gesunden Selbstwert Ihres Kindes besteht aus qualitätvoller, gemeinsamer Zeit, wohlwollender und unterstützender Erziehung und der Hilfestellung, in einem geschützten Raum selbstständig zu werden. Jedes Kind hat Stärken und Talente, die positiv hervorgehoben werden können. Unterstützen Sie die bereits vorhandenen Fähigkeiten Ihres Kindes durch positiven Zuspruch und ermutigen Sie Ihr Kind, sich auch an Dingen zu versuchen, die es noch nicht so gut beherrscht. Oft ist es nicht leicht, die richtige Balance zu finden, ohne Druck auszuüben. Hat Ihr Kind dann jedoch etwas geschafft, wofür es sich anstrengen musste, wird es umso stolzer sein. Das Überwinden von Hürden stärkt den Selbstwert. Im Anschluss finden Sie einige Ressourcenübungen, die Ihr Kind bei der Entwicklung eines adäquaten Selbstwertgefühls unterstützen können. Die Basis ist jedoch immer die vom Kind empfundene bedingungslose Liebe und Anerkennung der Erziehungspersonen.

7.2 Ressourcenübungen

Um den Selbstwert und die Entspannungsfähigkeit Ihres Kindes zusätzlich zu stärken und eventuelle negative Verhaltensmuster zu durchbrechen, gibt es bestimmte Übungen, die Sie mit Ihrem Kind (oder im Kreis der gesamten Familie) durchführen können. Die folgenden Ressourcenübungen haben sich in meiner Arbeit insbesondere bei hyperaktivem Verhalten und Konzentrationsschwierigkeiten bewährt.

7.2.1 Der Tagesplan

Sie benötigen: Papier und Stifte, ein paar ruhige Minuten am Frühstückstisch.

- Setzen Sie sich mit dem betroffenen Kind jeden Morgen zusammen und besprechen Sie in einem ruhigen und unaufgeregten Setting den Tagesablauf.
- Kinder mit ADHS profitieren stark von täglicher Struktur. Es gibt ihnen Halt und Sicherheit zu wissen, was sie erwartet.
- Idealerweise ist der Tagesablauf unter der Woche immer annähernd gleich.

Beispiel
- Frühstück 07:00–07:30
- Busfahrt in die Schule
- Schulbeginn 08:00
- Schulende 12:30–Oma holt mich ab
- Mittagessen bei Oma 13:00
- Entspannungszeit 14:00–15:00
- Hausaufgabenzeit 15:00–16:00 mit Hilfe von Mama
- Gemeinsames Spielen, Kochen, Lesen 16:00–18:00
- Fernsehzeit 18:00–18:30
- Badezimmer: Duschen, Zähne putzen 19:00
- Vorlesezeit und Kuscheln 19:30–20:00
- Licht aus und gute Nacht 20:30

- Natürlich sind die Zeiten nicht pedantisch auszulegen, es geht lediglich darum, eine Struktur vorzugeben.

7.2.2 Die Ermutigungsdusche

Sie benötigen: Papier und Stifte, Zeit im Kreise der Familie.

- Setzen Sie sich mit Ihrer Familie (auch im Freundeskreis und bei Kinderparties möglich) an einen Ort, wo sie es bequem und ruhig haben und wo sich alle wohlfühlen können.
- Bestimmen Sie eine Person, die heute eine Ermutigungsdusche bekommt. Das kann durch Auszählen, Eigenschaften (Größe, Alter, Augenfarbe) oder durch ein kleines Aufwärmspiel (UNO, Würfeln) geschehen. Vergewissern

Sie sich, dass immer jemand anderer drankommt, um Neidgefühle untereinander zu vermeiden.

- Die Person, die ausgewählt wurde, setzt sich in die Mitte oder ans Ende des
  Tisches. Nun darf jedes Familienmitglied überlegen, was an der Person besonders toll und positiv ist. Auch mehrere Nennungen sind erlaubt. Es sind
  nicht nur Eigenschaften, sondern auch tolle Dinge, die die Person getan
  oder erreicht hat, möglich. Kindern, die noch nicht schreiben oder lesen
  können, werden die Ermutigungen direkt gesagt oder vorgelesen.
- Alle Zettel kommen in einen Hut und nun darf die Person in der
  Ermutigungsdusche ziehen und laut vorlesen. Durch den positiven
  Zuspruch von den Familienmitgliedern wird nicht nur das eigene Selbstbild
  in ein besseres Licht gerückt, sondern auch die Fremdwahrnehmung durch
  die anderen.
- Ziel der Übung soll sein, dass ein negatives Selbstbild hinterfragt wird.

„Vielleicht bin ich gar nicht so schlecht, wie ich geglaubt habe?"

7.2.3   Die Familienregeln

Sie benötigen: Ein Plakat, bunte Stifte, gemeinsame Zeit.

- Nehmen Sie sich im Kreise der Familie ein paar Stunden gemeinsam Zeit,
  um Bedürfnisse und Wünsche der einzelnen Familienmitglieder zu
  besprechen.
- Jedes Familienmitglied bekommt individuell Zeit, sich darüber Gedanken
  zu machen, was es sich im gemeinsamen Alltag wünscht.
- Gemeinsam wird dann überlegt, wer welche Aufgaben übernehmen kann
  und welche Regeln notwendig sind, damit es zu möglichst wenigen
  Konflikten kommt.
- Die jeweiligen Aufgaben und Regeln werden dann gemeinsam auf ein
  Plakat geschrieben, das bunt und lustig gestaltet werden kann.
- In einem regelmäßigen „Familienrat" kann die Einhaltung der jeweiligen
  Regeln besprochen und die Aufgaben angepasst oder verändert werden.
  Wichtig hierbei: Nicht nur die Kinder, auch die Erwachsenen haben
  Aufgaben, Regeln und Grenzen, an die sie sich halten sollen.

> **Beispiel**
> * **Papa:** Nach der Arbeit einkaufen gehen, regelmäßig den Kindern vorlesen, nicht so ungeduldig sein
> * **Mama:** Gemeinsam mit Kindern kochen, nicht so viel schimpfen
> * **Anna:** Zimmer sauber halten, Tisch decken und abräumen
> * **Julius:** Nach der Schule selbstständig Hausaufgaben machen, Müll rausbringen
> * **Ziel:** Struktur im Alltag schaffen, Problematiken offen und ehrlich gemeinsam besprechen, Einbindung aller Familienmitglieder statt eines „Sündenbocks": „Wir sind ein Team"

7.2.4   Positive Verstärkung

Sie benötigen: Ein großes Plakat.

* Zeichnen Sie ein Raster mit den Wochentagen für die kommende Woche.
* Machen Sie eine Zeile mit den Namen Ihres Kindes.
* Kaufen Sie lustige Sticker mit Smileys etc. oder malen Sie sie selbst.
* Besprechen Sie nach neuen, gewünschten Verhaltensweisen Ihres Kindes, was es toll gemacht habt und geben Sie einen Sticker dafür aus.
* Besprechen Sie auch Alltagssituationen, die nicht so gut gelaufen sind und was sich am Verhalten ändern sollte.
* Heben Sie die jeweiligen Stärken Ihres Kindes hervor und betonen Sie, dass jedes Kind anders ist.

Beispiel

	Montag	Dienstag	Mittwoch	Donnerstag	Freitag	Samstag	Sonntag
Luis	☺ ☺	☺	☺	☺ ☺ ☺		☺	☺ ☺

* Ziel: Positive Verstärkung von erwünschtem Verhalten, Motivation und Wertschätzung von Lernerfolgen.

7.2.5   Der Name der positiven Eigenschaften

Sie benötigen: buntes Papier, eine Schere, Klebstoff, dicke Filz- oder Buntstifte und jegliche Aufkleber oder Sticker zum Verzieren

* Diese Übung ist erst möglich, wenn Ihr Kind schon schreiben und lesen kann

- Schaffen Sie eine ruhige und angenehme Atmosphäre mit Ihrem Kind und schreiben Sie gemeinsam vertikal seinen/ihren Namen auf ein Blatt Papier.
- Überlegen Sie sich dann gemeinsam positive Eigenschaften zu den jeweiligen Buchstaben. Lassen Sie zunächst Ihr Kind überlegen, geben Sie ihm/ihr Zeit und unterstützen Sie erst, wenn ihr/ihm nichts mehr einfällt.

Beispiel:

NATÜRLICH

INTELLIGENT

NETT

AMÜSANT

- Besprechen Sie gemeinsam die positiven Eigenschaften (auch Handlungen sind möglich) und heben Sie Ihren Stolz und Ihre Zuneigung als Elternteil (oder Oma, Onkel etc.) hervor.
- Gestalten Sie zusammen ein buntes Plakat mit dem Namen und den Eigenschaften. Lassen Sie Ihr Kind das Kunstwerk verzieren und bemalen wie es möchte und suchen Sie einen passenden Platz, um es aufzuhängen.
- Ziel der Übung ist, selbst die eigenen guten Seiten zu erkennen und bildnerisch stets daran erinnert zu werden.

7.2.6   Das Erfolgstagebuch

Sie benötigen: Notizbüchlein, bunte Stifte.

- Um diese Ressourcenübung durchzuführen, benötigen Sie ein Notizbüchlein. Sie können ein Tagebuch kaufen, jedoch auch gemeinsam mit Ihrem Kind basteln.
- Verwenden Sie buntes Papier und binden Sie dieses mit Wollfäden oder einer Schnellheftklammer zu einem Büchlein. Lassen Sie Ihr Kind den Einband nach eigenen Wünschen gestalten.
- Nehmen Sie sich möglichst jeden Abend Zeit, mit Ihrem Kind gemeinsam den vergangenen Tag zu besprechen. Lassen Sie Ihr Kind von allen Ereignissen erzählen, die es beschäftigen.
- Versuchen Sie zusammen, den Fokus auf die schönen Erlebnisse und die Erfolge des Tages zu legen, auch wenn Ihr Kind zunächst meint, es hätte diese nicht gegeben. Fragen Sie geduldig nach, ohne Ihrem Kind die gewünschte Antwort in den Mund zu legen.

- Schreiben Sie nun das Datum des Tages in das Notizbüchlein und lassen Sie Ihr Kind das freudige Erlebnis oder Gefühl hineinschreiben. Sollte Ihr Kind noch nicht schreiben können, kann es auch eine Zeichnung anfertigen. Wichtig ist, dass es selbst das Büchlein füllt.
- Ziel der Übung ist es, sich regelmäßig gemeinsame Zeit zu nehmen und dem Kind Raum zu bieten, zu erzählen. Ebenso werden positive Erlebnisse fokussiert und festgehalten.
- Das Erfolgstagebuch ist ein schönes Erinnerungsstück an gute Zeiten und kann immer wieder gemeinsam durchgesehen werden. Wenn von Kindern die Vergangenheit, Gegenwart und Zukunft nur negativ gesehen wird, kann es nützlich sein, derartige Denkmuster abzulegen.

7.2.7 Die Fantasiereise

Sie benötigen: Einen ruhigen, gemütlichen Ort und die eigene Fantasie.

- Diese Übung soll ihr Kind entspannen und eine Auszeit von Reizüberflutung und innerer Unruhe ermöglichen.
- Finden Sie mit Ihrem Kind einen gemütlichen Ort, wo es gut sitzen oder liegen kann. Wenn es möchte, kann es die Augen schließen.
- Begeben Sie sich nun mit Ihrem Kind auf eine Reise in Ihre Fantasie. Führen Sie es an einen Ort, den es sich schön vorstellt oder an dem es sich schon wohl gefühlt hat.

Beispiel „Stell dir einmal vor, wir fahren wieder auf die Almhütte im Wald. Es ist Sommer und die Sonne kitzelt auf deiner Nase. Dir ist warm und du kannst barfuß laufen. Die Kühe auf der Weide grasen und du kannst sie streicheln. Du freust dich schon auf das Frühstück, weil du dann wieder frische Milch vom Bauernhof holen kannst."
Bauen Sie folgende Bausteine ein:
Wo bin ich? Wie fühle ich mich? Was spüre, rieche, schmecke, höre ich?
Wohin gehe ich? Woran denke ich?

- Wenn Sie Schwierigkeiten mit dem freien Erzählen haben, können Sie sich auch Stichwörter der Fantasiereise im Vorhinein zusammenschreiben.
- Wichtig ist, dass nur Sie sprechen und Ihr Kind sich auf das Gehörte konzentriert.

- Führen Sie Ihr Kind am Ende der Fantasiereise sanft wieder in die Realität zurück und lassen Sie es das Gehörte/Gefühlte malen und/oder besprechen sie es gemeinsam.

7.2.8   Das ABC des Positiven

Sie benötigen: Einen ruhigen Ort und eventuell buntes Papier und Stifte.

- Diese Übung kann regelmäßig wiederholt werden und soll die Gedankenwelt Ihres Kindes in ein positives Licht rücken.
- Zur Durchführung dieser Übung sollte Ihr Kind bereits das Alphabet beherrschen.
- Setzen Sie sich gemeinsam hin und finden Sie für jeden Buchstaben des Alphabets einen Menschen, Gegenstand, Situation oder Eigenschaft, die Ihnen und Ihrem Kind Freude bereitet.

Beispiel

Am Abend bin ich schon viel ruhiger als früher.
   Bei Oma fühle ich mich wohl.
   Clara ist eine liebe Freundin von mir.
   Die Katze zu streicheln hilft mir, mich zu entspannen.
   Einmal hatte ich eine 1 bei der Mathearbeit.
   Frösche sind meine Lieblingstiere.

Wenn Sie möchten, können Sie die Sätze (es sind auch nur Wörter oder Namen möglich) auf ein Blattpapier schreiben und es von Ihrem Kind verzieren lassen. Eingerahmt ergibt es ein kreatives Kunstwerk, dass Ihrem Kind immer wieder die positiven Seiten des Lebens vor Augen hält.

7.2.9   Progressive Muskelentspannung für Kinder

Sie benötigen: Eine Anleitung zur progressiven Muskelentspannung zum Vorlesen oder eine CD.

- Edmund Jacobson ist der Erfinder der progressiven Muskelentspannung. Die Übung zur Entspannung wirkt sowohl bei Kindern und Erwachsenen nicht nur auf das Stressempfinden, sondern hat auch eine starke positive Auswirkung auf den menschlichen Körper.

- Richten Sie für Ihr Kind einen bequemen Platz zurecht, wo es bequem sitzen oder liegen kann. Wenn es möchte, kann es die Augen schließen.
- Lesen Sie nun die progressive Muskelentspannung vor oder legen Sie die entsprechende CD ein. Für Kinder empfiehlt sich insbesondere ein Hörspiel, da sie sich darauf gut einlassen können.
- Bücher mit Anleitungen und CDs finden Sie in jedem Buchhandel oder zum Bestellen auf Amazon.
- Als Entspannungsverfahren für Kinder sind zusätzlich autogenes Training, Imaginationsübungen und Fantasiegeschichten zu empfehlen.

Empfehlung

Audio CD: Entspannung für Kinder: Autogenes Training – Muskelentspannung – Imaginationen. Für eine ausgeglichene Kindheit. Kindgerecht aufbereitet und wundervoll vorgetragen
Von Sonja Polakov
(Dipl. Rehabilitationspädagogin und Integr. Lerntherapeutin)

7.2.10   1-2-3-4-5-Atmung

Sie benötigen: Einen ruhigen Ort.

- Erklären Sie Ihrem Kind, dass die Atmung eine wesentliche Rolle spielt, wenn es darum geht, sich zu beruhigen. Zeigen Sie vor, wie es wirkt, wenn man sehr schnell und hektisch atmet und fragen Sie dann Ihr Kind, wie es denn besser wäre.
- Weisen Sie Ihr Kind nun an, langsam einzuatmen und zählen Sie von 1–5. Bei 5 soll es kurz die Luft anhalten, um dann wieder langsam auszuatmen.
- Zählen Sie beim Ausatmen wieder bis 5. Auch danach soll Ihr Kind kurz die Luft anhalten.
- Die Atemübung kann beliebig oft wiederholt werden. Wichtig ist, dass Sie mit Ihrem Kind danach besprechen, wie es sich dabei gefühlt hat. Erklären Sie Ihrem Kind, dass sich die Atmung auf die Schnelligkeit des Herzschlages auswirken und dadurch ein Gefühl des Stresses und der Hektik erzeugt werden kann. Eine ruhige ausgeglichene Atmung hingegen entspannt den Körper und führt zu einem Gefühl der Gelassenheit.
- Ihr Kind kann auch lernen, diese Übung selbstständig durchzuführen, um sie in Situationen der Aufregung oder inneren Unruhe anzuwenden.

1– 2 – 3 – 4 – 5 Einatmen
Kurz Luft anhalten
1– 2 – 3 – 4 – 5 Ausatmen
Kurz Luft anhalten

7.2.11   Wellenatmung

Sie benötigen: 2 Stück Papier und 2 Stifte.

- Besprechen Sie (siehe 1-2-3-4-5-Atmung, Abschn. 2.10) mit Ihrem Kind wieder die Auswirkungen der Atmung auf den menschlichen Körper.
- Geben Sie Ihrem Kind einen Stift und ein Stück Papier und nehmen Sie sich selbst ebenfalls Schreibutensilien.
- Malen Sie in langsamer Stiftführung eine Wellenlinie auf das Papier. Weisen Sie Ihr Kind darauf hin, beim Rauffahren des Stiftes ein- und beim Runterfahren des Stiftes auszuatmen.
- Die Wellen können zunächst flacher, dann immer höher werden, um die Dauer der Ein- bzw. Ausatmung etwas zu verlängern.
- Weisen Sie Ihr Kind nun an, selbst Wellen zu malen und die Atmung danach zu richten. Es kann die Höhe und Geschwindigkeit frei wählen und beliebig variieren.
- Besprechen Sie mit Ihrem Kind wiederum die Wichtigkeit einer ruhigen Atmung und die Möglichkeiten, diese in Stresssituationen gezielt einzusetzen.
- Die Wellenatmung kann auch eingesetzt werden, wenn Ihr Kind gerade keine Schreibutensilien zur Verfügung hat. Es besteht die Möglichkeit, die Augen zu schließen und sich die Wellen vorzustellen.
- Eine schöne Variation der Wellenatmung besteht auch darin, sich einen Strand mit Wellengang vorzustellen. Kommt die Welle in die Bucht, wird eingeatmet, zieht sie sich wieder zurück, wird ausgeatmet.

7.2.12   Ballonatmung

Sie benötigen: Einen Luftballon.

- Besprechen Sie (siehe 1-2-3-4-5-Atmung, Abschn. 2.10) mit Ihrem Kind wieder die Auswirkungen der Atmung auf den menschlichen Körper.

- Zeigen Sie Ihrem Kind den Luftballon und blasen Sie diesen langsam auf. Danach lassen Sie langsam die Luft aus dem Ballon ausfließen und wiederholen den Vorgang.
- Erklären Sie Ihrem Kind, dass es sich vorstellen kann, dass auch in seinem Körper ein Luftballon langsam aufgeblasen wird, wenn es atmet.
- Weisen Sie Ihr Kind an, die Hände auf den Bauch zu legen und langsam ein und auszuatmen.
- Nun schließe die Augen und stelle dir vor, du würdest den Luftballon abwechselnd langsam aufblasen und dann die Luft wieder hinauslassen.
- Insbesondere in Stresssituationen und Momenten der negativen Aufregung kann Ihr Kind mit Ihrer Unterstützung die Atemtechnik anwenden.
- Ebenso besteht die Möglichkeit, die Ballonatmung selbstständig anzuwenden und diese mit dem Stichwort „Luftballon" zu verknüpfen.
- Erinnern Sie Ihr Kind in diesen Situationen an den Luftballon, der langsam aufgeblasen wird und fertigen Sie gegebenenfalls mit Ihrem Kind eine Zeichnung oder eine Bastelei an, damit es visuell daran erinnert wird.

7.2.13 Die Schatzkiste

Sie benötigen: Einen Karton oder eine Kiste, die als Schatztruhe verwendet werden kann.

- Gestalten Sie mit Ihrem Kind eine Truhe oder Kiste, die als Schatztruhe verwendet werden kann. Sie können beispielsweise einen Schuhkarton bemalen, eine Kiste aus Holz schnitzen oder eine fertige Holzkiste kaufen, die Sie dann gemeinsam bemalen.
- Besprechen Sie mit Ihrem Kind, dass in der Schatzkiste alles Platz finden soll, was Ihrem Kind Freude macht. Das können lustige Erinnerungen sein, die auf ein kleines Blatt Papier geschrieben werden, oder Fotos, die Sie ausdrucken. Ebenso möglich sind kleine Spielzeuge, Muscheln von einem Urlaub am Meer, Zeichnungen eines schönen Erlebnisses, besondere Steine, die es gefunden hat – Ihrer Fantasie sind keine Grenzen gesetzt.
- Sammeln Sie gemeinsam mit Ihrem Kind diese wertvollen Schätze und sprechen Sie über die positiven Gedanken, die dadurch ausgelöst werden.
- Wenn sich Ihr Kind nun abgelehnt oder schlecht fühlt, haben Sie jederzeit die Möglichkeit, gemeinsam die Schatzkiste durchzusehen. Vielleicht ist etwas dabei, was Ihr Kind wieder zum Lachen bringt. Jedenfalls wird es hilfreich sein, den Fokus auf das Positive zu legen.

- Sollte Ihrem Kind nichts Wertvolles einfallen, kann es hilfreich sein, selbst eine schöne Erinnerung mit Ihrem Kind hineinzulegen.
- Die Schatzkiste kann natürlich laufend um gute Erfahrungen, wertvolle Kleinigkeiten und geliebte Gegenstände ergänzt werden. Auch andere Familienmitglieder können einen Beitrag leisten.

7.2.14 Die Sonnenstrahlen

Sie benötigen: Gelbes Kartonpapier, Klebstoff, Plakatstifte, Zeit mit der Familie.

- Versuchen Sie, in diese Übung alle Familienmitglieder zu involvieren.
- Schneiden Sie einen gelben Kreis (ca. 30 cm Durchmesser) aus und lassen Sie jedes Familienmitglied (wenn möglich) den Namen darauf schreiben. Diese können bunt und verziert geschrieben werden. Sollte Ihr Kind noch nicht schreiben können, sollte es zumindest eine kleine Zeichnung zum Namen malen dürfen.
- Schneiden Sie eine beliebige Anzahl an Sonnenstrahlen aus, die groß genug sind, um einen Satz leserlich darauf zuschreiben.
- Lassen Sie nun reihum jedes Familienmitglied Dinge sagen, die ihm oder ihr im Zusammenleben wichtig sind.
- Starten Sie selbst mit der Formulierung „Mir ist wichtig, dass…" und besprechen Sie in der Familie, ob dieser Satz auch anderen Familienmitgliedern wichtig ist.
- Sammeln Sie alle besprochenen Sätze und wählen Sie die wichtigsten davon aus. Schreiben Sie diese nun auf die Sonnenstrahlen und kleben Sie diese um den gelben Kreis auf eine Tür oder Wand.
- Die Sonne kann immer wieder neugestaltet oder ergänzt werden. Beispielsweise könnten Sie sich regelmäßig im Familienrat zusammensetzen und besprechen, wie die Sonnenstrahlsätze im Zusammenleben umgesetzt werden, was schon gut läuft und wo noch etwas daran gearbeitet werden muss.
- Eine schöne Variation der Sonne ist es, eine Blume mit Blüten zu gestalten. Diese könnte zum Beispiel Wünsche beinhalten oder aber auch positive Dinge, die im Zusammenleben in der Familie guttun und Freude bereiten (z. B. gemeinsam lachen können, spannende Ausflüge, lustige Filmabende).

7.2.15   Die Sprache der Selbstliebe

Sie benötigen: Geduld und Zeit, Papier, Stifte, roter Filzstift.

- Wie bereits thematisiert ist ein negatives Selbstbild oft ein wesentlicher Teil einer ADHS. Ein niedriger Selbstwert wird nicht zuletzt häufig in der Sprache ausgedrückt. Diese Übung soll Ihr Kind dabei unterstützen, sich selbst nicht verbal herunterzusetzen.
- Sprechen Sie mit Ihrem Kind über negative Glaubenssätze, die es von sich selbst hat. Ein Beispiel hierfür könnte sein:
- „Ich bin in allem schlechter als meine Schwester."
- Lassen Sie Ihr Kind (falls möglich) diese Glaubenssätze aufschreiben. Besprechen Sie dann gemeinsam, warum Ihr Kind das glaubt und helfen Sie ihm, diese Glaubenssätze zu entkräften.
- „Deine Schwester kann manches besser und manches schlechter als du."
- Weisen Sie Ihr Kind nun an, den negativen Glaubenssatz mit einem dicken roten Filzstift durchzustreichen und diesen durch einen neuen zu ersetzen.
- „Meine Schwester kann gut lesen und ich kann wunderschön singen."
- „Ich kann schnell laufen und meine Schwester kann schon rechnen."
- Durch die neuen Glaubenssätze setzen Sie Annahmen, die zumeist schädlich und obendrauf unwahr sind, in Relation und zeigen Ihrem Kind, wie es umdenken kann.
- Achten Sie im Alltag auf negative Äußerungen Ihres Kindes und wandeln Sie diese Sätze gemeinsam um.

„Ich kann das nicht." ➔ „Ich werde das noch lernen."
„Ich bin so dumm." ➔ „Beim nächsten Mal mache ich es anders."

7.2.16   Die Ressourcenlandkarte

Sie benötigen: Ein großes Plakat, bunte Stifte.

- Die Ressourcenlandkarte soll dazu dienen, die positiven Seiten des Lebens Ihres Kinders grafisch und visuell zu veranschaulichen.
- Sammeln Sie mit Ihrem Kind Bereiche, Personen, Aktivitäten und was Ihnen sonst noch einfällt, die es stützen und ihm Freude bereiten.
- Malen Sie nun für jeden positiven Einfall ein Land auf das Plakat. Die Größe, Form und Farbe kann das Kind selbst wählen. Gestalten Sie eine richtige Landkarte mit verschiedenfarbigen Ressourcen-Ländern. Auch Flüsse und Seen sind erlaubt.

- Malen Sie nun am unteren Rand einen kleinen gräulichen Bereich, den Sie das „Schattenland" nennen. Besprechen Sie mit Ihrem Kind, welche Gefühle, Ereignisse und Menschen im Schattenland wohnen. Geben Sie Ihrem Kind Raum, die negativen Dinge zu äußern. Achten Sie jedoch darauf, dass diese nicht Überhand nehmen und das „Schattenland" im Verhältnis zu den Ressourcenländern nicht viel Platz einnimmt.
- Lassen Sie Ihr Kind nun eine dicke, schwarze Grenze zu dem „Schattenland" malen und besprechen Sie, dass es wichtig ist, sich hauptsächlich in den Ressourcenländern aufzuhalten.
- Nehmen Sie sich ruhig Zeit, ein bisschen mit Ihrem Kind mit dem Plakat (zum Beispiel mit Spielfiguren) zu spielen und verstärken Sie somit die positive Erfahrung.
- Die Landkarte kann jederzeit (sowohl im negativen als auch im positiven Bereich) erweitert werden und Ihrem Kind als visuelle Unterstützung dienen.

7.2.17 Die Baumübung

Sie benötigen: Ein weißes Plakat, grünes Kartonpapier, bunte Stifte, Schere und Klebstoff.

- Die Baumübung ist eine weitere Ressourcenübung, die innere und äußere Stärken Ihres Kindes hervorheben soll.
- Gestalten Sie mit Ihrem Kind einen Baum auf einem weißen Plakat. Der Baum soll einen dicken, braunen Stamm (hellbraun) und Wurzeln haben sowie viele Äste, die in die Höhe reichen.
- Fragen Sie nun Ihr Kind, was es an sich selbst mag. Sammeln Sie gemeinsam positive Eigenschaften, Stärken und Talente Ihres Kindes und schreiben Sie diese in den Stamm. Sollte Ihr Kind Schwierigkeiten damit haben, sich selbst positiv zu beschreiben, kann es hilfreich sein, ihm/ihr Gedankenanstöße zu geben. Auch die Unterstützung von Freunden oder anderen Familienmitgliedern ist erwünscht.
- Schneiden Sie gemeinsam Blätter in unterschiedlichen Formen und Größen aus dem grünen Plakatpapier aus.
- Nun fragen Sie Ihr Kind, wen oder was es besonders mag und schreiben diese Ressourcen jeweils auf ein Blatt, dass dann auf die Äste des Baumes geklebt wird.
- Es werden somit nicht nur innere Ressourcen Ihres Kindes, sondern auch das externe Unterstützungssystem visualisiert.
- Das Plakat kann im Zimmer Ihres Kindes angebracht werden, um die positiven Seiten stets hervorzuheben.

8

Literatur

ASP: Charte-Text, unter: https://psychotherapie.ch/wsp/site/assets/files/1074/charta_text_d.pdf. Zugegriffen am 02.03.2020.

Banaschewski, T., Roessner, V., Uebel, H., & Rothenberger, A. (2004). Neurobiologie der Aufmerksamkeitsdefizit-/Hyperaktivitätsstörung (ADHS). *Kindheit und Entwicklung, 13*, 137–147.

Benecke, C. (2014). Klinische Psychologie und Psychotherapie. In *Ein integratives Lehrbuch*. W. Kohlhammer GmbH.

DGPPN: Psychische Erkrankungen in Deutschland: Schwerpunkt Versorgung, unter: https://www.dgppn.de/_Resources/Persistent/f80fb3f112b4eda48f6c5f3c68d23632a03ba599/DGPPN_Dossier%20web.pdf. Zugegriffen am 07.08.2021.

Dilling, H., & Freyberger, H. J. (2016). ICD-10. In *Taschenführer zur ICD-10-Klassifikation psychischer Störungen*. Hogrefe Verlag.

Haus, K. M., et al. (2016). *Praxisbuch Biofeedback und Neurofeedback.* Springer.

Hay, D. A., Bennett, K. S., Levy, F., Sergeant, J., & Swanson, J. (2007). A twin study of attention-deficit/hyperactivity disorder dimensions rated by the Strengths and Weaknesses of ADHD-Symptoms and Normal-Behavior (SWAN) Scale. *Biological Psychiatry, 61*, 700–705.

Klicpera, C., Gasteiger-Klicpera, B., & Besic, E. (2019). *Psychische Störungen im Kindes- und Jugendalter*. Facultas Verlags- und Buchhandels AG.

Thun-Hohenstein, L. (2008). Die Versorgungssituation psychisch auffälliger und kranker Kinder und Jugendlicher in Österreich. In R. Kerbl, L. Thun-

Hohenstein, K. Vavrik, & F. Waldhauser (Hrsg.), *Kindermedizin – Werte versus Ökonomie.* Springer.

Schlack, R., et al. (2007). *Bundesgesundheitsblatt, 50,* 827–835.

Winter, B., & Arasin, B. (2012). *Ergotherapie bei Kindern mit ADHS.* Georg Thieme Verlag.

Printed in the United States
by Baker & Taylor Publisher Services